AF591985

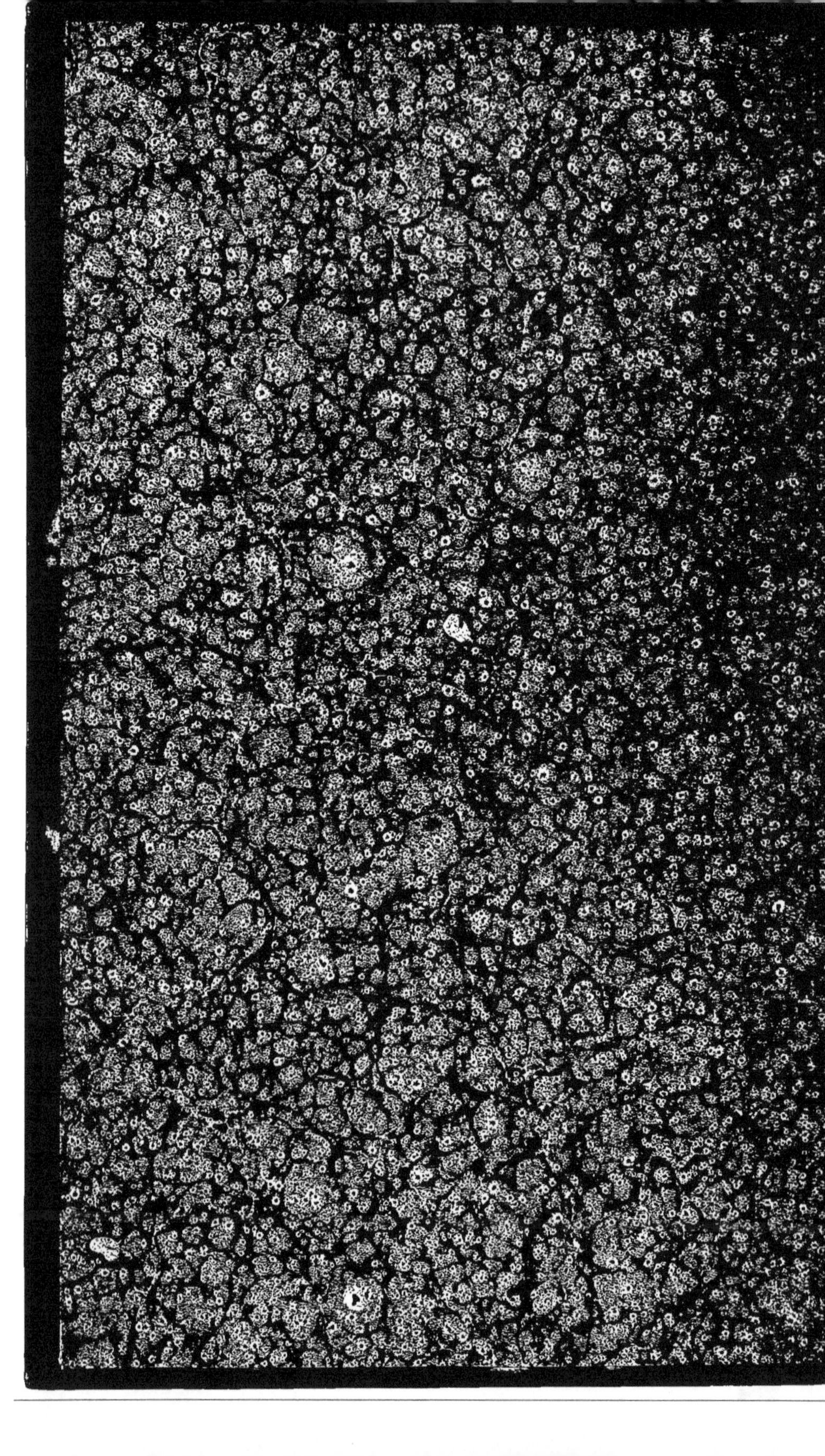

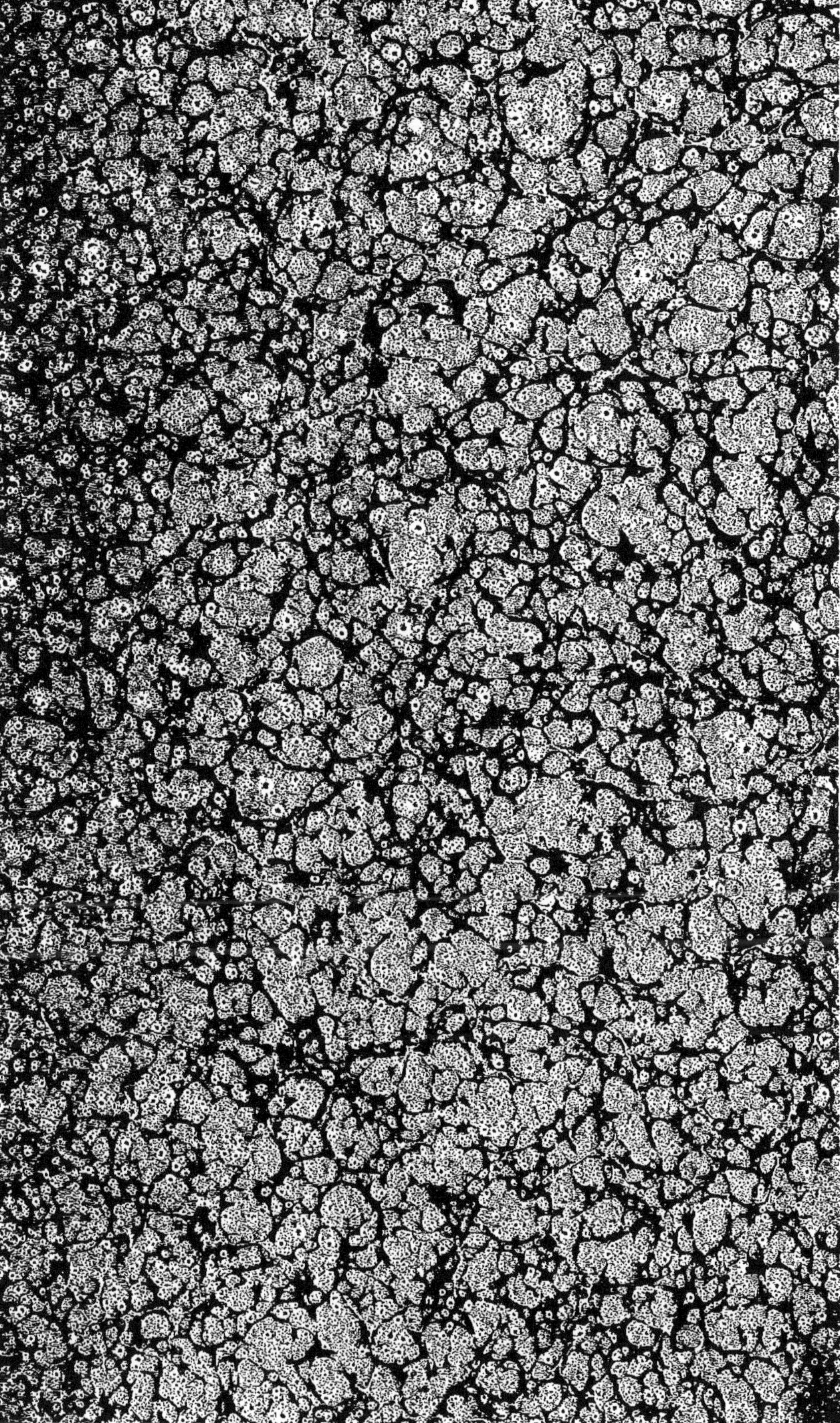

MÉMOIRE

SUR LA

TOPOGRAPHIE MÉDICALE

DU DÉPARTEMENT DU PUY-DE-DOME,

PAR LE DOCTEUR BERTRAND,

DU PONT-DU-CHATEAU,

Auteur du MANUEL MÉDICO-LÉGAL DES POISONS INGÉRÉS, d'un grand nombre de Mémoires médicaux insérés dans les journaux scientifiques, Correspondant de l'Académie nationale de médecine, Associé national des Sociétés de médecine de Paris, Lyon, Bordeaux, Strasbourg.

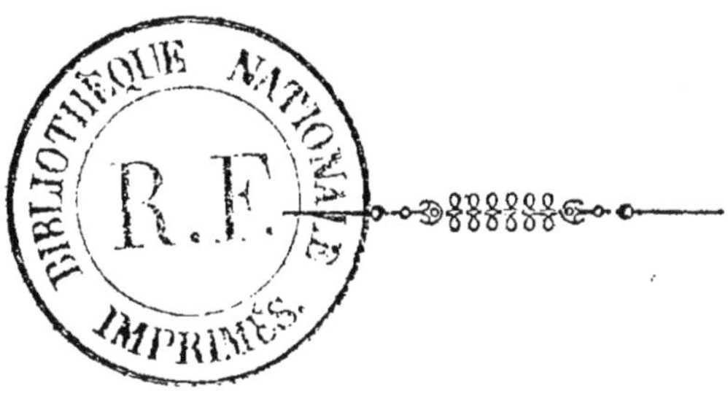

CLERMONT,

IMPRIMERIE DE THIBAUD-LANDRIOT FRÈRES, LIBRAIRES,

Rue Saint-Genès, 10.

PARIS,

CHEZ BAILLIÈRE, rue de l'Ecole-de-Médecine, 2.

—

1849.

PROPOSITIONS GÉNÉRALES

SUR LA

TOPOGRAPHIE MÉDICALE

DU

DÉPARTEMENT DU PUY-DE-DOME,

Présentées, en 1847,

A L'ACADÉMIE DES SCIENCES, BELLES-LETTRES ET ARTS DE CLERMONT-FERRAND,

Par le docteur BERTRAND, du Pont-du-Château,

L'un de ses membres titulaires.

» Morbi autem quilibet fiunt quidem in quibus-
» libet anni temporibus, nonnulli vero in quibusdam
» ipsorum potius et fiunt, et exacerbantur. »
(*Hipp.*, aphor. 19, section III.)

En proposant cette question à la société d'encouragement de Clermont-Ferrand dont je faisais partie, pour sujet du prix des sciences à décerner en 1820, j'avais pour but, alors comme aujourd'hui, d'exciter l'émulation sur un sujet d'autant plus important, qu'il serait le complément du travail de *Brieude* qui s'est occupé avec profit de la topographie médicale de la Haute-Auvergne.

Ce savant, mort à Paris en 1812, exerça longtemps la médecine à Aurillac. Il devint ensuite médecin de

S. A. S. Madame la duchesse de Bourbon. Il fut récompensé de son excellent mémoire topographique par un prix que lui décerna, en 1783, la Société royale de médecine dont il fut ensuite membre associé ordinaire.

Ce même ouvrage lui valut une médaille d'or que lui fit remettre S. M. l'impératrice de toutes les Russies, Catherine II (1).

Pour résoudre cette haute question, que je proposais de mettre au concours, j'avais formulé un tableau que je retrace de nouveau avec quelques développements de plus, et où se trouve en regard la description générale à faire des caractères propres, 1°. à l'homme ou à l'habitant du département du Puy-de-Dôme; 2°. aux conditions ou constitutions atmosphériques de ce département; 3°. aux maladies qui règnent dans ces diverses contrées; 4°. à son sol; 5°. à ses plantes indigènes; 6°. à ses eaux naturelles et minérales; 7°. aux animaux qui l'habitent.

Tel est le cadre d'où ressortiront autant de titres ou chapitres principaux et de paragraphes additionnels pour l'exposé des matières que nous avons à élaborer dans des considérations générales.

---

(1) « Le travail de M. Bertrand est destiné à compléter cet » important ouvrage. »

Note bien flatteuse de M. le docteur *Nivet*, insérée dans les Annales scientifiques de l'Auvergne. Août 1848.

PREMIÈRE PARTIE.

CHAPITRE PREMIER.

CARACTÈRES PROPRES A L'HOMME OU A L'HABITANT DU DÉPARTEMENT DU PUY-DE-DÔME.

L'étude des habitants du département du Puy-de-Dôme considérée en général embrassera 1°. leurs caractères physiques et constitutionnels; 2°. leurs tempéraments ; 3°. leurs habitudes ; 4°. leurs professions; 5°. leur industrie; 6°. leurs habitations; 7°. leur nourriture et leurs boissons; 8°. leurs vêtements; 9°. leurs mœurs et leurs croyances religieuses ; 10°. leurs préjugés; 11°. leur degré d'intelligence réunie à leurs connaissances dans les sciences, les arts et les lettres ; 12°. celui de civilisation ; 13°. de longévité ; 14°. la proportion des sexes; 15°. celle des naissances e des décès, etc.

Avant d'entrer en matière dans ce premier chapitre, nous observerons qu'il a été loin de notre pensée de traiter à fond un sujet aussi étendu; il nous suffira, dans celui-ci comme dans les suivants, de jeter un coup d'œil rapide sur l'ensemble des questions qui s'y rattache, et de laisser à une plus haute intelligence que la nôtre le soin d'apprécier l'immensité des détails qui viennent se placer ici dans le domaine de la statistique médicale de la Basse-Auvergne ; celle-ci est composée de 444 communes ; elle renfermait au 20 novembre 1841, une population de 587,566 habitants; son étendue territoriale est de 797,238 hect^res^.

§ Ier. *Caractères physiques et constitutionnels des Auvergnats.* — Les aperçus généraux, relatifs à la manière d'être des habitants du département du Puy-de-Dôme, tendent à faire reconnaître que ceux des montagnes et de la plaine sont respectivement sous la dépendance entière du climat et des variétés atmosphériques locales.

C'est à cette double influence que se rapportent au fond les différences que l'on remarque dans les caractères physiques généraux de ces diverses peuplades, séparées seulement par un espace de quelques lieues.

Les effets de la civilisation ou d'autres causes peuvent bien modifier leur physique et leur moral, mais ceux-ci porteront toujours l'empreinte ineffaçable du climat et de la position géographique.

En comparant les caractères extérieurs des habitants des villes d'Auvergne à ceux des villages, l'on voit que ces derniers et surtout ceux des montagnes conservent encore aujourd'hui le type originaire, la trempe particulière qui les distingue. On remarque en eux une prépondérance du système musculaire, des formes athlétiques plus prononcées, une énergie vitale plus grande, etc..... D'où résulte une vigueur habituelle ou constitutionnelle, bien plus grande aussi que celle des habitants des villes.

Ainsi modelés par le climat, les habitants du Puy-de-Dôme semblent marcher les uns avec la nature, et les autres avec la civilisation.

Dans les montagnes de l'*ouest*, ils sont plus agrestes, d'une forme plus mâle ou plus primitive; leur stature annonce la force; leur teint est généralement châtain plutôt que blond; ils sont portés à l'indépendance, aux querelles de village à village, aux contestations d'intérêts, à la défiance dans leurs relations mercantiles, etc.

Ces différents caractères se retracent approximativement ou avec quelques nuances dans les peuplades qui habitent ou avoisinent toute cette chaîne des montagnes de l'ouest. Il y a exception néanmoins pour celles qui se rapprochent de la Creuse et de l'Allier, où de nombreuses émigrations d'ouvriers maçons modifient les mœurs des villages où ils reviennent chaque année.

Ces habitudes nomades des cantons de Saint-Gervais, Pionsat, Menat, Pontaumur, Pontgibaud, se montrent dans de plus grandes proportions dans nos montagnes de l'*est*, où les hommes non occupés à la fabrication des liens, des camelots, des toiles, de la sergette, des crêpes, etc., s'éloignent de leurs pénates en qualité de scieurs de long, de pionniers, de terrassiers, etc.

Plus ou moins affranchies de l'influence de leur climat ou modifiées en tout ou en partie par les émigrations, ces populations diverses n'ont presque aucun caractère de ressemblance avec celles de nos autres montagnes.

Elles portent assez généralement avec elles le cachet d'une conformation mal proportionnée. Leur stature est plus souvent petite ou médiocre que grande; leur teint est généralement pâle, leur physionomie est peu expressive, un peu équivoque; leur sociabilité est captieuse et sans franchise. Ils ont un penchant prononcé à la tracasserie et parfois aux querelles. Cet exposé comporte toutefois de nombreuses exceptions qui en font le complément.

Encadrées, pour ainsi dire, entre ces deux lignes de montagnes, les populations de la plaine se distinguent ordinairement par de belles formes, une attitude dégagée, des traits expressifs, une physionomie ouverte, un teint qui varie, du brun au blond ou au châtain, un commerce social froid, mais franc et loyal.

Les femmes y ont plus de fraîcheur de jeunesse, plus de physionomie, plus d'embonpoint, plus de recherches et de légèreté dans le maintien, dans la toilette que dans les montagnes où les deux sexes sont moins frivoles, moins enclins aux plaisirs. Les femmes ont aussi une peau moins blanche, moins fine, avec une nubilité moins précoce que dans la Limagne.

Ces caractères généraux offrent des variétés et

des nuances appréciables parmi les populations ouvrières et manufacturières de Clermont, Thiers, Ambert, Maringues; l'on remarque chez elles une certaine lenteur des fonctions, un état général de langueur, de faiblesse, qui dénotent une empreinte cachectique, un défaut d'énergie vitale.

Ces traits sont applicables en grande partie aux classes pauvres des habitants de la plaine et à celles des gorges des montagnes.

La classe bourgeoise de nos grandes et petites villes d'Auvergne forme une sorte d'empilement social d'où ressortent des rapports généraux de stature plus ou moins belle ou chétive; de structure forte, moyenne ou faible; de forme mâle ou efféminée; d'attitude élégante ou négligée; de physionomie ouverte ou peu expansive, de sociabilité élevée ou roturière, qui varient à l'infini, suivant que l'équilibre penche du côté de la vie de salon, des embarras du commerce et de l'industrie; du penchant au luxe, aux plaisirs, à la débauche, etc.

Ce tableau n'en reflète pas moins la fraîcheur, souvent la beauté, l'élégance des formes, la souplesse des manières, le bon ton des personnes du sexe, et que relèvent, dans le plus grand nombre, le charme de la bonté, de la douceur, de la modestie, de la candeur ou signes emblématiques de leurs vertus sociales et chrétiennes.

§ II. *Tempérament des habitants de l'Auvergne.* — Les caractères innés de force et de vigueur que nous venons de signaler dans le paragraphe précédent, et que rehaussent, en tout état de choses, le genre de vie, l'exercice ou le travail en plein air et les influences atmosphériques, portent avec eux le cachet du tempérament *sanguin* dont la cause organique consiste, d'après le docteur *Réveillé-Parice* (Etudes de l'homme dans l'état de santé et de maladie). Dans la prédominance du système sanguin *artériel* sur le système *veineux*, et qui est caractérisé par la force, la vigueur, la vivacité, la mobilité des habitudes, des goûts, des penchants, des idées.

Il est assez communément départi aux gens de la campagne; mais cette disposition naturelle ou primitive chez eux, comme dans la plupart des jeunes gens des villes, que n'atteignent pas l'oisiveté et la débauche, présente des nuances variées qui empêchent d'en généraliser les termes.

Ceux-ci, élevés à la plus grande échelle, révèlent une pléthore sanguine, surabondante, avec prédisposition aux hémorragies diverses, aux fièvres angioténiques, aux phlegmasies inflammatoires, etc.

Parmi les autres tempéraments naturels ou primitifs, que signale également un certain mode de santé, figurent ceux appelés *bilieux, lymphatique, nerveux*. Les uns et les autres sont l'attribut des habitants de nos villes et de ceux de nos campagnes dans des rapports variables.

Le tempérament *bilieux* que caractérisent des habitudes de fougues, d'engouements violents, d'élans impétueux et énergiques, d'opiniâtreté, d'irascibilité, etc., est généralement attribué à une abondance habituelle de la sécrétion bilieuse liée évidemment aux fonctions spéciales, et, sans doute, à une activité particulière du foie.

Il se dessine aussi par un teint foncé-olivâtre des traits, par des cheveux noirs courts, plats, onduleux ou crépus.

Cette sécrétion bilieuse qui le constitue, bien que liée à un état naturel, et à un mode de santé particulier, quand elle ne s'écoule pas suffisamment et paisiblement, détermine parfois des troubles passagers ou embarras gastriques marqués par l'amertume de la bouche, la couleur jaune de la langue, du visage, des conjonctives, des urines, etc., et qui se dissipent spontanément, ou à l'aide d'une médication simple.

Le tempérament *lymphatique* caractérisé par une habitude corporelle molle, lâche, par la nonchalance, la mollesse, la timidité, l'insouciance, une peau fine, blanche, humide et peu chaude ; des formes arrondies, des chairs peu élastiques, une exubérance de sérosité et de graisse, etc., appartient particulièrement à l'enfance et à l'adolescence des classes pauvres de nos villes et de nos campagnes placées dans des conditions hygiéniques d'insalubrité.

Il est fréquent dans les villes chez les femmes appartenant aux classes élevées de la société, lorsqu'elles ont passé l'âge critique, surtout lorsqu'elles s'adonnent à la mollesse, à l'indolence et à la bonne chère.

Les maladies propres aux anomalies morbides du système lymphatique tendent d'abord à se localiser par des jetées ou fluxions sur les ganglions lymphatiques de l'abdomen dans le jeune âge, avec alternatives d'affections cutanées à la tête, à la face, ou aux oreilles.

A ces accidents ou maux vulgairement appelés *gourmes*, succèdent ensuite les ophthalmies rebelles, les gonflements des glandes ou ganglions du col, des mâchoires inférieures qui s'éteignent après l'apparition des mouvements de réaction de la puberté.

Si à cette époque il ne s'établit point un temps d'arrêt salutaire, alors le cortége scrofuleux suit sa marche envahissante, et se porte sur les poumons par le développement d'engorgements tuberculeux qui se terminent d'une manière fâcheuse, malgré tous les secours de l'art médical.

Le tempérament *nerveux*, rare dans les villages de l'Auvergne, hante les salons et les boudoirs dans les grandes et petites villes, où, en *Protée* complaisant, il prend toutes les allures.

Ce tempérament, que caractérisent les variétés *d'une susceptibilité nerveuse* souvent extrême, des caprices bizarres, des inégalités d'humeur, des goûts disparates, des passions explosives, des habitudes d'inconstances, est rarement naturel ou primitif, mais souvent acquis par une vie trop inactive, par l'habitude des plaisirs, par l'exaltation et la mobilité des idées; par la versatilité des jugements, par des lectures plus ou moins romantiques, par la vivacité des sensations, par des volontés absolues et changeantes, par le choc et le tumulte des passions (1).

Toutes les anomalies de la sensibilité physique et morale sont le type caractéristique d'un grand nombre de femmes parmi celles qui habitent les villes du premier et second ordre de notre département, et que l'on appelle *nerveuses, vaporeuses.*

Bien que leur constitution comporte ordinairement la maigreur, le peu de volume des muscles, néanmoins la prédominance extrême du système nerveux s'allie parfois à un développement du système lymphatique, de manière à lui donner un embonpoint médiocre.

Chez elles les regards, les expressions du visage, la mobilité des traits, la finesse des sens, le ton de la voix, l'expression du langage décèlent leurs facultés, leurs sentiments, leurs affections, leurs émotions.

Ces mouvements continus des impressions sensitives portés sur certains organes et sur l'innervation en

---

(1) Dans l'état actuel de certaines sociétés, les passions ne sont qu'un accès continuel qui en agite les membres. (Roussel, *Physique et moral de la femme*, p. 159.)

particulier conduisent à la disposition convulsive, à l'hystérie, voire même à la nymphomanie.

Il est un autre tempérament qui ne saurait être l'élément primitif de l'organisation, et dont la mesure qui le met en lumière est de nature à être rapportée à une disposition vraiment morbifique.

Il est l'apanage des gens de ville, et le nom de *mélancolique* qui lui a été donné avait porté les anciens médecins, Hippocrate lui-même, à le considérer comme étant dû à une humeur qu'ils ont appelée *atrabile, bile noire,* par une fausse dénomination, puisque, suivant le docteur *Réveillé-Parice* (ouvrage cité), sa base physiologique est mise en relief par la prédominance du système *veineux* sur le système *artériel*.

Ce tempérament acquis avec ou sans développement marqué du système nerveux et que revendique l'âge mûr, tire ses caractères d'un état habituel sombre, morose, triste, tenace, inflexible, défiant, etc.

Il paraît dépendre subsidiairement d'une altération particulière ou morbifique des viscères abdominaux, hypocondriaques et d'un mode de lésion de la sensibilité du centre nerveux épigastrique d'où naissent ces affections morales, tristes, sombres, moroses qui lui sont propres, et consécutivement la maladie désignée sous le titre d'hypocondrie ou maladie noire.

§ III. *Habitudes auvergnates.* — Arrivés que nous sommes à signaler les habitudes des habitants de nos villes et de nos campagnes, nous aurons à dérouler deux grands tableaux entièrement disparates, et qui sont à l'avantage des villageois; chez eux, le travail et la tempérance remplacent l'oisiveté et la violence des excès, le calme de l'âme modère les passions vives et tumultueuses qui avilissent le libertin débauché et crapuleux des villes, et énervent le citadin efféminé vivant dans les écarts des plaisirs et de la sensualité *confortable*.

Voilà ici l'exception qui ne peut faire la règle générale applicable à tous les habitants des principales villes de ce département. Il en est encore une autre hors ligne, puisqu'elle a pour objet de mettre en dehors les habitudes de candeur, de modestie, de mœurs douces, qui font le plus bel ornement de la presque totalité des personnes du sexe de toutes les conditions de notre province.

N'est-il pas réellement des femmes, dans nos villes comme dans tant d'autres, qui, trompées par les lueurs d'une éducation mal dirigée, par les fascinations de certaines lectures, par l'entraînement des impressions des sens, par la recherche des sensations vives, par le séduisant des attraits du luxe, par le charme secret de divers contacts sociaux, par l'entretien de certaines relations, tombent dans une erreur funeste que la vanité encense, et dans laquelle elles prétendent même avoir des vertus, tandis qu'elles n'y ont cherché que le plaisir pour terme à leurs penchants.

Cet ordre complexe d'habitudes désordonnées, favorisées soit par l'oisiveté, l'abus de l'opulence celui des raffineries de l'art cuticulaire, soit par les passions sensuelles, soit par la corruption de nos mœurs provinciales, soit enfin par la débauche de bas étage, bouleversent, affaiblissent les fonctions organiques de la vie intérieure ou de nutrition, troublent, exaltent et convulsent la sensibilité du système nerveux d'où surgissent des névroses les plus déplorables, avec ou sans lésion matérielle comme termes de l'empire des habitudes vicieuses ou dépravées qui nous moulent et nous repétrissent à leur gré.

§ IV. *Professions auvergnates.* — Le cadre où doivent être renfermées les différentes professions auxquelles se livrent les habitants des villes et villages de la Basse-Auvergne, est si incommensurable, qu'il sera réduit à de simples et justes proportions.

Pour étudier médicalement et connaître le labeur universel des professions, nous les diviserons en trois classes principales, savoir : Les *circumfusa,* ou professions qui sont influencées par les choses environnantes; les *gesta*, ou professions dont l'influence se tire soit des exercices de tout le corps, soit de ceux de ses différentes parties; les *percepta,* ou professions spécialement influencées par la contention de l'esprit et par les affections de l'âme.

Nous dirons tout d'abord avec de célèbres écrivains anciens et modernes que le travail, fils du besoin, est le père de la santé et du bonheur; qu'en conséquence la vie active du paisible et innocent agriculteur (1) est le rempart de la vertu et l'égide de la santé.

Si cependant nous nous transportons dans ce vaste atelier du cultivateur auvergnat, combien ne voyons-nous pas de causes sans cesse renaissantes qui résultent des grandes et fréquentes vicissitudes, au milieu desquelles il vit en se livrant à des travaux pénibles longtemps soutenus, et qu'il supporterait difficilement sans le secours des effets de l'habitude (2).

Parmi les *circumfusa*, nous trouverons les professions influencées dans les rapports suivants : 1°. par les émanations minérales où figurent les broyeurs de couleurs, les fondeurs, les plombiers, les potiers d'étain, les chaudronniers, les imprimeurs, les graveurs sur verre et autres, les peintres (3), les mineurs occupés à l'extraction de nos houilles et exposés aux accidents qu'occasionne la présence de gaz non respirables qui les asphyxient. Ils en ont trois à

(1) *O fortunatos nimium sua si bona norint agricolas!* Virg., *Georg.*, l. 2.

(2) L'*habitude* rend innocents, et même jusqu'au prodige, nombre d'effets dangereux en eux-mêmes. Zimmerman, *Traité de l'expérience*, t. 3, p. 314.

(3) Souvent en prêtant aux portraits des autres plus de fraîcheur et de couleur que la nature ne leur en a donné, ils manquent eux-mêmes de coloris et d'embonpoint. Rammaziny, *Malad. des artisans*, p. 83.

redouter : le feu *brisou* qui n'est autre chose que du gaz hydrogène ; le *ballon*, qui paraît n'être aussi que du gaz hydrogène; la *mofette* qui tue sur-le-champ et que l'on présume être du gaz azote ou du gaz acide carbonique (1).

Dans notre pays, les maladies des ouvriers et des hommes de cabinet, si bien étudiées par les médecins français et italiens, ne présentent aucune exception aux règles posées par nos prédécesseurs. Aussi nous bornerons-nous à citer quelques faits particuliers à Pontgibaud, où l'on exploite plusieurs mines du sulfure de plomb argentifère, les maladies saturnines sont rares parmi les hommes employés à l'extraction du minerai ; à Brassac, l'asthme et les rhumatismes s'observent fréquemment chez les charbonniers. Dans la même localité, le feu brisou a occasionné quelquefois des accidents, mais dans deux mines seulement. L'étouffis détermine chaque année des asphyxies dans le pays de vignoble, à l'époque de la préparation des vins. Enfin, la mofette se montre dans les caves creusées sous la coulée de lave sortie des flancs du volcan de Gravenoire (2).

---

(1) *Nonne vides audisve perire in tempore parvo quam soleant? et quam vitæ copia desit.* Lucrèce, *De rerum natura*, liv. VI.

(2) C'est à l'obligeance du docteur Nivet que nous devons la teneur de ce paragraphe.

Ces ouvriers, en grand nombre dans nos villes principales ou autres, qui travaillent les métaux ou qui emploient leurs préparations, sont sujets à des affections dépendantes des vapeurs métalliques; ainsi se manifestent chez eux des coliques saturnines ou métalliques, l'asthme, des vertiges, des tremblements, *tremor metallugorum*, de Sauvage; la paralysie, la toux, *tussis metallicorum*, du même auteur.

2°. Par les émanations végétales, savoir : les amidonniers, les brasseurs, les cureurs de puits, ceux des égouts, les ouvriers occupés aux défrichements des marais, les écoteurs ou râpeurs de tabac, les boulangers, les meuniers, les charbonniers, les ramoneurs, les peigneurs de chanvre, etc.

Chez eux se manifestent la toux, la dyspnée, l'asthme, quelquefois la phthisie; souvent des diarrhées, des dyssenteries rebelles, et parfois des fièvres de mauvais caractère, sont le partage des cureurs de puits, des égouts et de ceux qui défrichent les marais.

3°. Par les émanations animales dont l'action est d'autant plus pernicieuse, qu'elles proviennent de matières arrivées à un plus haut degré de putréfaction. Dans cette catégorie se trouvent les anatomistes (1),

---

(1) *Claude Pérault*, tout à la fois médecin et architecte des belles colonnades du Louvre, est mort des suites de la dissection d'un chameau.

Le célèbre *Bichat* a succombé à une fièvre ataxique déter-

les vétérinaires, les écarisseurs, les tanneurs, les chamoiseurs, les corroyeurs, les infirmiers des hôpitaux, les fossoyeurs, les bouchers.

Les uns et les autres, suivant les circonstances d'influence plus ou moins pernicieuse, peuvent contracter des pustules malignes ou charbonneuses, des maladies pestilentielles, des fièvres adynamiques, ataxiques ou typhoïdes, etc.

Si maintenant nous pénétrons dans les ateliers et usines de nos différentes villes d'Auvergne, où comme ailleurs les travaux sont réunis assez ordinairement au malsain de l'encombrement, de l'humidité, de la malpropreté, du défaut d'insolation, d'aérification, nous voyons se joindre à ces causes insalubres et nuisibles les conséquences de l'influence, tirée : 1°. des exercices généraux du corps, *gesta*, départies aux charpentiers, aux menuisiers, aux charrons, aux scieurs de long, aux forgerons, aux serruriers, aux imprimeurs à la presse, etc.; 2°. celles de l'influence inhérente aux exercices partiels des membres, applicables aux fabricants de bas, aux tisserands, aux boulangers, aux cordonniers, aux sabotiers, aux tourneurs, aux tailleurs, etc. (1).

---

minée également par l'influence délétère de matières animales en macération.

(1) Jamais garçon n'aspira de lui-même à être tailleur; il faut de l'art, dit Rousseau dans son *Emile*, pour porter à ce métier de femme le sexe pour lequel il n'est pas fait.

Tous ces travaux sédentaires sont préjudiciables à la santé et conduisent de bonne heure à la vieillesse, parce qu'ils ont en partage les maux qui sont la suite de l'étiolement, de l'humidité. Dans le premier cas, ils occasionnent une grande dépense de forces et donnent souvent un mauvais caractère aux maladies inflammatoires qui les accompagnent. Dans le second, la position constante du corps en avant empêche le libre exercice des fonctions de l'estomac et de celle des poumons. *Stoll* (1) a remarqué que les inflammations des poumons étaient fréquentes et mortelles chez les tailleurs qui, d'après *Corvisart*, sont disposés aux maladies du cœur.

Jusqu'ici nous n'avons parlé médicalement que de l'influence physique ou matérielle des professions; nous allons nous occuper maintenant de celle des professions qui agissent sur le moral, *percepta*, en portant, à cet effet, nos investigations sur les hautes intelligences scientifiques et littéraires de notre époque, que revendique avec gloire la province d'Auvergne, si orgueilleuse et fière de ses illustrations immortelles qui ornent nos bibliographies des traits brillants de leur génie.

S'il est démontré que les exercices de l'esprit, contenus dans de justes bornes, entretiennent, comme

---

(1) *Méd. prat.*, t. 1, p. 221.

les travaux du corps, un parfait équilibre d'action dans tous les organes (1), il l'est aussi que ces travaux immodérés altèrent puissamment les fonctions digestives, ce qui a fait dire à un médecin espagnol qu'un mauvais estomac suit les gens de lettres comme l'ombre suit le corps ; et à *Celse*, que presque tous les savants ont l'estomac faible, qu'ils sont pâles, chétifs, maigres ou tristes.

Tout porte à croire que, pendant la durée de fortes contentions d'esprit, le centre nerveux épigastrique réfléchit le spasme dont il est frappé vers le système célébral et en trouble les fonctions. D'ailleurs l'abus et l'excès du travail intellectuel, en donnant plus de vigueur et de développement au cerveau, y transportent les forces qui étaient utiles pour la confection des actes nécessaires à l'intégrité de la vie. Quoi qu'il en soit, les observations de différents auteurs prouvent de reste que les labeurs profonds de l'esprit tendent à détériorer la constitution la plus robuste, à faire naître une foule d'affections nerveuses soit hypocondriaques soit mélancoliques. Qui ne sait qu'*Archimède* (2), appliqué à résoudre un problème, n'aperçoit pas le

(1) Suivant l'état de l'esprit, suivant la différente nature des idées et des affections morales, l'action des organes peut tour à tour être excitée, suspendue, ou totalement intervertie. Cabanie, onzième *Mémoire*.

(2) Rollin, *Hist. anc.*, t. x, p. 99.

soldat de *Marcellus* qui vient lui plonger dans le sein le fer qui devait servir à sa défense.

On a vu les plus grands génies s'éclipser en quelque sorte et délirer, pour s'être trop adonnés à l'étude des sciences. Notre célèbre *Pascal* croyait avoir toujours à ses côtés un gouffre de feu. *Jurieux*, si fameux par ses discussions *théologiques*, ses écrits *polémiques* et son commentaire sur l'*Apocalypse*, était fréquemment tourmenté de coliques, qu'il attribuait aux combats que se livraient sans cesse sept cavaliers renfermés dans ses entrailles (1).

En dernière analyse, il n'est pas rare de voir les penseurs profonds, les savants, les gens de lettres, les artistes de tous les pays être attaqués d'insomnies, de migraines, de névralgies, de surdité, de tremblements, d'apoplexie, de paralysie, d'imbécillité (2) et même de la goutte.

Dans les *percepta* figurent encore ceux qui sont influencés par les affections de l'âme, parmi lesquels se rangent, pour notre province comme pour les autres, les médecins, les avocats, les artistes, les personnes qui, par des circonstances de la vie, relatives à leur profession, à leur condition, perdent leur place, leur dignité, leur fortune.

---

(1) Tissot, *De la santé des gens de lettres*, p. 41.

(2) Ils sont punis par la partie qui a péché. Tissot, *Ouv. cité*, p. 46.

La condition des médecins, des avocats, des artistes les place dans des labeurs d'esprit, dans des concentrations de sang-froid, d'amour-propre blessé (1), dans des situations perplexes propres à leur faire éprouver, suivant leur susceptibilité individuelle, des impressions plus ou moins vives qui peuvent être regardées, sinon comme causes occasionnelles, au moins comme causes prédisposantes de différentes maladies nerveuses, de névroses de tous genres.

Si de riches négociants viennent à éprouver des revers de fortune par des circonstances particulières ou semblables à celles qui ont jeté naguère la place de Clermont dans l'émoi et dans la gêne; si des gens en place ou élevés à un haut rang arrivent à perdre leur emploi ou leur dignité (et par le temps qui court les exemples en sont fréquents), alors leur amour-ropre (2) se trouve violemment froissé, et s'il n'est pas en eux de moyens propres à suppléer leurs premières occupations spéculatives ou commerciales, leurs dignités déchues, bientôt ils dépérissent; il se fait chez eux des engorgements; enfin ils tombent dans la mélancolie la plus profonde. *Racine* et le marquis

(1) L'*amour-propre* est plus habile que le plus habile homme du monde. Larochefoucault, *Max.* 4.

(2) Nous ne ressentons nos biens et nos maux qu'à proportion de notre *amour-propre*. Larochefoucault, *Max.* 346.

de *Louvois* ne vécurent pas longtemps après être tombés dans la disgrâce de Louis XIV.

§ V. *Industrie auvergnate.* — Les questions relatives aux industries de l'Auvergne étant plutôt des questions de statistique ou d'économie publique, que des questions de médecine proprement dite, nous les traiterons très-succinctement.

1er *Groupe.* — Un coup d'œil rapide, jeté sur les moyens d'industrie des habitants de nos montagnes de l'*ouest*, nous fait reconnaître que lorsqu'il n'y a pas insuffisance pour eux des produits en seigle et en avoine qu'ils tirent d'un sol ingrat et souvent bouleversé par les intempéries hyémales, ils peuvent livrer le superflu au commerce.

Toutefois, entourés qu'ils sont d'une part, de sommités volcaniques qui se sont lentement disgrégées et décomposées de manière à donner naissance à de la bruyère et autres plantes propres à faire des pâturages à moutons, et de l'autre de vallons couverts de fertiles prairies, ils ont trouvé dans ce dédommagement de la nature des ressources industrielles qui font leur principale richesse.

En effet : laborieux, économes et industrieux, ils élèvent, à l'aide de ces prairies, de ces pâturages, à titre de *cheptel* ou pour leur propre compte, un très-grand nombre de bêtes à cornes et à laine sur lesquelles ils font, sous la dénomination de *retailles*, des bénéfices notables lorsque les épizooties ne déciment point leurs troupeaux.

Leur règle à cet égard consiste à maintenir constamment le nombre des jeunes bêtes bovines, élevées ou acquises, afin de retirer le produit de la valeur que l'âge de quatre à cinq ans au plus donne à ces beaux taureaux qui font la réputation des foires de Besse, Brion, Latour, Tauves, Saint-Sauve, Aurières, Rochefort, Orcival, Clermont, Montferrand, etc., et où figurent aussi un très-grand nombre de ces jeunes et belles vaches désignées sous le titre de génisses.

A cette industrie qui fait un objet de commerce intérieur et d'exportation de la plus haute importance, se rattachent 1°. le produit de la tonte des bêtes à laine; 2°. celui des fourmes, du beurre, des fromages qui se font dans les vacheries pendant la saison morte et dans les chalets ou burons des montagnes, à partir de la fin du mois de mai jusqu'à la mi-octobre, époque où l'on voit paître de nombreux troupeaux de vaches à lait et de génisses sur les montagnes dites de Besse, du Mont-Dore, de la Tâche, de la Croix-Morand, de la Védrine, de Pessade, du Compéret; 3°. enfin, l'industrie relative à la confection du charbon de bois dans les forêts du Mont-Dore, dans celles des cantons de Pontgibaud, Pontaumur, Saint-Gervais, Pionsat, Montaigut, etc.

2e *Groupe.* — Ces différents ordres d'industrie se remarquent aussi dans nos montagnes de l'*est.*

Mais ces contrées montagneuses qui comprennent les arrondissements de Thiers et d'Ambert ont un sol plus végétatif, beaucoup moins couvert de bruyères que celles de l'ouest; elles ont environ onze mille hectares de bois taillis ou de haute futaie où l'on prépare du charbon en abondance, des poutres, des chevrons, des planches, des échalas en sapin et en pin. Elles possèdent plusieurs fabriques telles que celles de coutellerie à Thiers qui emploient plusieurs milliers d'ouvriers; des papeteries à Thiers et à Ambert.

Dans cette dernière ville et dans plusieurs cantons de cet arrondissement, il se fabrique de plus des rubans de fil, des camelots, de la sergette, des crêpes, des dentelles, ainsi que des toiles à Olliergues et dans ses alentours.

Tous ces produits industriels sont de nature à donner de la vie et de l'aisance aux populations des montagnes de l'*est* également peu favorisées par la nature. Elles ont, en outre, des ressources appréciables dans les économies pécuniaires des émigrants exerçant les professions de pionniers, scieurs de long et terrassiers qui, à leur retour, rapportent les produits de leurs travaux.

3e *Groupe.* — Placés qu'ils sont par la Providence dans des conditions topographiques des plus avantageuses, les habitants de la Limagne d'Auvergne trouvent dans son sol fertile, mêlé de fragments de calcaire marneux, de débris volcaniques, et à l'aide des labeurs du travail, les objets plus que nécessaires à leur existence.

Cette plaine, d'environ trente myriamètres carrés, et qui présente beaucoup de monticules et d'inégalités, s'étend du sud au nord avec deux longues chaînes de hautes montagnes, qui la flanquent à l'est et à l'ouest; elle est coupée, dans toute sa longueur, par la rivière d'Allier qui coule en serpentant du sud au nord, et que *Valérius* range, comme la Loire, parmi celles qui sont sujettes à des débordements périodiques.

La Limagne produit d'abondantes récoltes de froment, de seigle, d'orge, d'avoine, de menus grains, de chanvre, de fruits, de légumes et de vins, qui sont la ressource principale de cette riche contrée, et servent d'aliment à des exportations continues, d'où surgit pour elle la rentrée de nombreux capitaux.

Mais les progrès de la civilisation, en fécondant aujourd'hui dans son sein les moyens propres à accroître les richesses territoriales, y ont aussi fait jaillir les sources fécondes de l'industrie manufacturière.

Celle-ci, jusqu'à ces derniers temps, malgré tous les essors industriels, avait été comprimée dans notre province par une résistance invincible à toutes les innovations qui fait de l'Auvergnat le *laudator temporis acti*, par une routine aveugle, par une apathie condamnable et par une préférence méticuleuse pour les anciennes méthodes qui semblent insensiblement faire place au mouvement général des améliorations.

C'est de ce point de vue que nous partirons pour mettre en regard le tableau numérique de nos ateliers, de nos usines et de nos produits de fabrication.

Dans ce résumé succinct viennent se grouper 1°. les ateliers houillers de Brassac, où l'extraction de charbon satisfait non-seulement à la consommation extrême de l'intérieur du pays, moins l'arrondissement de Riom, approvisionné en partie par les houilles de la Vernade, située près de Montaigut, mais encore fait l'objet d'exportations annuelles multipliées sur Paris, d'où résultent des rendements énormes ; 2°. la belle fabrique de sucre indigène de Bourdon qui a survécu à ses congénères de notre département, et qui rivalise avantageusement avec celles du nord de la France ; 3°. les ateliers de peinture sur verre de MM. Thévenot et Thibaud, où les combinaisons chimiques des plus riches couleurs s'allient harmonieusement à l'habileté du dessin ; 4°. les établissements de moulins à farine qui expédient des farines à Saint-Etienne et autres lieux ; 5°. ceux de pâtes de Gênes de Clermont et Riom ; 6°. les ateliers nombreux de diligences, de voitures de luxe, de wagons qui se fabriquent à Clermont ; 7°. la fabrication des confitures, et en particulier celle des pâtes d'abricots, dont la renommée est européenne ; 8°. la fonderie et la fabrique de caoutchouc de M. Daubrée ; 9°. l'abattoir, l'établissement du gaz pour l'éclairage public de Clermont; 10°. l'atelier de filature de M. Albert, à Mozat (1); 11°. les ateliers de coutellerie, de gaînerie, de papeterie, de cartes à jouer, d'imprimerie, de lithographie, de Thiers, de Clermont, de Riom et d'Ambert; 12°. les fabriques de clouterie, de pointes de Paris, de dorures, d'orfèvrerie, de bijouterie, de faïence, de chandelles, de poterie grosse et fine (1), de vases peints, de bouteilles et de verres à vitre à Clermont, Lezoux, Billom, Ravel, Bort, St-Jean-d'Heurs, Brassac ; 13°. les ateliers de tannerie, de chamoiserie de Clermont, Riom, Maringues et Thiers; 14°. les manufactures de ratines et de siamoises ; 15°. la succursale de la banque de France, les comptoirs des banquiers, des commissionnaires, des agents de change, la caisse d'épargnes de Clermont; 16°. les entrepôts de toiles, de cuirs, de pelleterie, qui sont les deux branches de commerce intérieur et extérieur les plus importantes des foires de Clermont et de Montferrand ; 17°. et enfin le commerce très-étendu de draperie, soierie, rouennerie, mercerie, quincail-

---

(1) L'existence de ce bel établissement vient encore une fois de cesser provisoirement en 1848.

(2) M. Lecoq, chimiste très-distingué, a créé à Billom un établissement dit céramique, ou de poterie fine, qui se distingue par le fini, le poli des vases antiques et autres qui s'y fabriquent.

lerie, orfèvrerie, bijouterie, etc., auquel se livrent les nombreux et riches négociants de la ville de Clermont.

Dans l'énumération de ce bagage industriel se trouve en définitive l'expression de l'activité et de l'intelligence, s'unissant aux largesses de la nature, pour faire de la Limagne d'Auvergne l'un des beaux et des riches pays de la France.

Mais en saluant ici la magnificence et l'extension du progrès industriel qui verse les trésors inépuisables de l'innovation sur nos besoins sans cesse renaissants, n'avons-nous pas à avouer, avec douleur, qu'une seule propension, un seul sentiment envahit et caractérise généralement tous les actes de notre époque; c'est la fortune rapidement acquise; c'est pour atteindre ce but que l'envie et l'intrigue battent monnaie, afin d'accomplir les rêves de l'orgueil ou de l'ambition; c'est, en un mot, la soif de l'or et de l'argent qui fait que tout s'abaisse et se décolore dans le temps actuel.

§ VI. *Habitations des Auvergnats.* — Il est encore ici des divisions à établir à raison des rapports comparés des habitations des villes avec celles des campagnes relativement à leur construction, à leur position et à leur plus ou moins grande salubrité.

Au point de vue de ce triple examen, il est aussi une différence remarquable entre les habitations de la plaine et celles des montagnes.

Dans ces dernières, les maisons sont généralement

bâties avec des murs d'une épaisseur extrême, pour parer aux inconvénients du mauvais temps et pour soutenir la charpente de leur toiture à deux pentes, couverte de paille bien tissue.

Ce genre de toiture maintient plus de chaleur intérieure, et y remplace la tuile que les ouragans, fréquents dans ces contrées, ne laisseraient pas longtemps à demeure.

Pour parer au grave inconvénient de la facile combustion de la paille de ces toitures, l'on pourrait la rendre moins inflammable en la trempant préalablement dans du lait de chaux, ainsi que cela se pratique en Angleterre.

Ces habitations sont ordinairement adossées aux vacheries; elles n'ont que le rez-de-chaussée d'habitable; elles sont ou non pavées en dalles dans l'intérieur; elles sont adjacentes aux dépôts des fumiers et des urines des vacheries; elles n'ont point intérieurement d'autres moyens de renouveler l'air ambiant que par la cheminée et la porte d'entrée, ou la petite croisée qui lui est contiguë latéralement; elles sont rarement accessibles aux rayons du soleil.

Les données que nous venons d'acquérir sur la construction et la disposition des habitations aglomérées ou isolées dans les montagnes, nous conduisent naturellement à reconnaître que ces diverses conditions d'humidité, de développement de gaz plus ou moins délétères, de défaut d'insolation et de renouvellement convenable de l'air, sont des causes appréciables d'insalubrité.

Mais pour arriver à établir les avantages et les inconvénients de la position des lieux de gisement de ces habitations collectives ou isolées, nous aurons à les envisager sous plusieurs rapports : 1°. celles qui sont placées dans des plaines élevées sont bien ventilées ; elles ont toujours été regardées comme les plus favorables à la santé, parce que cette situation de leurs habitations est analogue à celle des peuples des climats froids ; 2°. la température de l'air de nos montagnes, toujours relativement plus froide que celle de l'air de nos plaines, loin d'être insalubre, exerce des effets avantageux sur la santé, puisque les individus qui y sont exposés manifestent une plus grande énergie vitale ; 3°. par leur élévation, ces lieux se trouvent placés hors de l'influence de divers effluves qui ne montent jamais ou rarement jusqu'à eux ; 4°. la proximité des forêts, lorsque leur épaisseur et leur profondeur n'empêchent pas les vents de circuler et d'ébranler suffisamment l'atmosphère, a de grands avantages pour les habitations placées sur un lieu élevé.

Ces avantages de salubrité peuvent être affaiblis et même détruits par certaines conditions locales. Il est, en effet, des villages et des villes dans nos montagnes (Rochefort, Pontgibaud, Besse, Ambert, Orcival et le Mont-Dore, par exemple) qui, bien que placés dans des lieux élevés, sont entourés de montagnes plus élevées encore, qui y interceptent d'autant plus l'accès des vents que l'inclinaison de leurs flancs est plus verticale, et les abrite davantage, surtout par leur plus grand rapprochement.

Ces diverses causes d'insalubrité sont particulièrement applicables aux habitations des gorges et des vallées où l'air n'est pas renouvelé d'une manière suffisante, et où la réfraction des rayons solaires y rend également insupportables les chaleurs de l'été.

L'insalubrité de ces derniers lieux est d'ailleurs augmentée soit par le mode d'exposition des habitations plus ou moins à l'abri des grands vents et de l'influence salutaire de l'insolation, soit par la stagnation des eaux qui descendent des montagnes, à moins qu'elles ne forment des torrents, comme cela se remarque pour la Sioule et la Dore.

Dans ce cas, ils rafraîchissent l'atmosphère, et la renouvellent en ébranlant sa colonne ; mais cet avantage est souvent contrebalancé par le danger des inondations des bas-fonds ou plaines inférieures.

Les avantages et les inconvénients qui résultent de la situation des villes, villages et hameaux de nos montagnes, se rencontrent en partie dans les habitations collectives ou isolées placées plus inférieurement sur les monticules, les versants, ou dans les vallées qui entourent presque circulairement la plaine de la Limagne, qu'ils concourent à constituer.

En observant les dispositions topographiques des

principales villes de ce département, on voit que Clermont (*urbs Arverna*) est placé dans la plaine de la Limagne, aux pieds des soubassements des monts Dômes.

Par sa position sur un monticule élevé dans une baie faite autrefois par un lac, et où se trouve l'église Cathédrale, monument gothique, d'une architecture légère et hardie à l'intérieur (1), et qui rappelle avec gloire *Massillon*, son évêque. Cette capitale de l'Auvergne (sa population est de **31,300** habitants) a l'avantage d'être ventilée de toutes parts, et par contre elle a l'inconvénient de l'être beaucoup trop du côté de l'ouest par la chute rapide et impétueuse des vents

---

(1) Cet édifice fait l'ornement principal de notre cité.

L'abbé Delarbre observe, dans sa *Notice sur l'Auvergne*, p. 138 et 139, que « depuis l'établissement du christianisme à Clermont, l'église Cathédrale a été construite et reconstruite quatre fois, et que ce fut en 1248 que Hugues-de-la-Tour, évêque de Clermont, en jeta les fondements, d'après le plan donné par l'architecte, Jean de Campis.

» Guy-de-la-Tour, successeur de Hugues, la fit continuer; mais elle ne fut pas achevée, à cause des guerres des Anglais, qui commencèrent en Auvergne dès le XIIIe siècle, et elle est toujours restée imparfaite. »

La fontaine située à la place Delille, est aussi un édifice ancien fort remarquable.

Elle fut construite en 1565, par Jacques d'Amboise, évêque de Clermont.

Ses bas-reliefs, ses arabesques, ses mascarrons, ses candélabres, ses figures, ses ornements, ses pilastres, ses sculptures, se distinguent par leur délicatesse, au point que M. Duvivier, architecte, la considère comme un chef-d'œuvre inimitable.

qui descendent de la chaîne des montagnes du Puy-de-Dôme, et qui acquièrent une nouvelle force en passant dans les anfractuosités ou les gorges accidentées de celles du second ordre qui l'avoisinent plus immédiatement.

Arrivées dans la petite plaine des jardins du Bois-de-Cros et du Salin, ces colonnes d'air, fortement ébranlées, se refoulent avec d'autant plus de violence sur la ville, qu'elles sont à peine rompues par les plantations éparses qui s'y rencontrent.

Ce défaut de plantation, à l'aspect du midi, donne aussi à ceux de cette région une force et une rapidité relativement plus grande, de telle manière que les vents de l'ouest et du sud, qui sont très-fréquents à Clermont, peuvent nuire par leur violence, par la nature des vapeurs ou miasmes recueillis sur les surfaces qu'ils ont parcourues et par les changements brusques qu'ils déterminent dans l'atmosphère, qui, là plus qu'ailleurs, passe rapidement du chaud au froid et du froid au chaud, d'où résultent des affections catarrhales et rhumatismales, si communes en Auvergne et à Clermont en particulier.

A ces causes extérieures plus ou moins insalubres, viennent encore se joindre, pour notre capitale, 1°. les dispositions de hauteur des murs qui l'entourent en grande partie, et qui arrêtent jusqu'à un certain point les effets salutaires de la ventilation ordinaire ou maintenue dans de justes bornes; 2°. la trop grande proximité de son cimetière, de son abattoir et de la fabrique de gaz destiné à l'éclairage de la ville.

Bien que placés les uns et les autres à un aspect convenable, ces trois établissements présentent une aglomération de causes insalubres qui empêcheront probablement l'agrandissement ultérieur de la ville du côté nord.

L'une de ces causes peut à elle seule inspirer crainte et danger, que retrace le butinage sur des matières animales putréfiées, exercé dans le cimetière par des mouches voraces qui peuvent ensuite, attirées par les viandes de l'abattoir, y déposer des éléments morbifiques dangereux.

Il est aussi deux conditions dans lesquelles l'action du gaz de l'éclairage peut produire des effets sensibles et nuisibles : 1°. quand il brûle dans l'atmosphère, il peut déterminer des blessures, des brûlures plus ou moins graves; 2°. son action toxique par les voies respiratoires, depuis le simple trouble des fonctions, la dyspnée, les étouffements, la chaleur à la gorge, etc., jusqu'à l'asphyxie et la mort, peut avoir lieu lorsqu'il se mêle à l'air sans avoir brûlé.

Les émanations provenant de la voirie, des hôpitaux, des prisons, de certains ateliers; le difficile renouvellement de l'air dans les rues étroites, le défaut de surveillance de sa police pour la propreté non interrompue de ses rues et places publiques, pour l'enlèvement des dépôts d'ordures et surtout des matières fécales qui stationnent assez généralement çà et là, sont autant de causes d'insalubrité.

A côté de tous ces éléments de destruction se trouvent de belles constructions, des bâtiments qui embellissent aujourd'hui la ville de Clermont, et dont l'élévation est proportionnée à la largeur des rues ou des places, de façon à faciliter le renouvellement de l'air dans ces différents quartiers, que favorisent aussi, en diminuant l'humidité des habitations, ces beaux trottoirs qui s'y élèvent chaque jour.

Viennent ensuite en ligne de compte les avantages de salubrité inhérents aux places et promenades publiques, aux jardins situés dans l'intérieur de la ville, aux plantations d'arbres dans ces divers emplacements.

Qui ne sait en effet que dans les espaces inhabités de ces lieux se trouvent des conditions propres à favoriser la circulation de l'air, et que dans les plantations existent, dans la belle saison, la faculté qu'elles ont d'absorber le gaz acide carbonique de l'atmosphère pendant la nuit, d'exhaler de l'oxigène durant le jour (1), et, en tous temps, celle de rompre les impulsions tumultueuses des vents.

Quant aux causes d'insalubrité qui exercent leur principale action dans l'intérieur des habitations de

---

(1) D'après les expériences de *Saussure*, la partie verte des végétaux verse à la lumière solaire du gaz oxygène dans l'atmosphère, et à l'ombre du gaz acide carbonique.

nos villes en général, et dans celle de Clermont en particulier, nous les trouverons dans la construction des bâtiments qui ne comportent pas assez ou trop de hauteur, qui ne sont pas placés à une exposition favorable, qui ne présentent pas une distribution et des moyens d'éclairage suffisants; dans la malpropreté, le malsain de la misère, l'encombrement des familles pauvres; dans le séjour des fumiers dans les écuries, dans les exhalaisons des matières fécales des latrines; dans l'humidité de certaines manufactures, où l'homme, dit le docteur Lavort, « condamné à n'être » plus qu'une machine, passe sa vie tout entière ou » à tourner un rouet, ou à faire mouvoir une mani» velle, ou à pousser une navette, et cela dans des » lieux bas et humides, où le soleil n'a jamais pé» nétré, et où l'on ne permet qu'avec parcimonie le » renouvellement de l'air : voilà les principales causes » de la dégénération scrofuleuse chez l'homme, et » c'est à elle que l'on doit attribuer le plus grand » nombre des infirmités et des maladies chroniques » dont nos populations sont atteintes, surtout dans » les classes pauvres, ainsi que dans celles que cer» taines industries ont enrichies. » (Séance d'ouverture de l'école de médecine de Clermont, 1844.)

Les causes extérieures et intérieures de salubrité et d'insalubrité attachées aux habitations agglomérées de la ville de Clermont se retrouvent dans quelques-unes des villes du second ordre appartenant au département du Puy-de-Dôme. D'autres, au contraire, sont placées dans des conditions hygiéniques excellentes. Nous allons indiquer succinctement leur position topographique et leur état sanitaire.

Jadis ville forte, entourée de fossés et d'imprenables remparts, Montferrand fut pris la nuit par surprise et sans coup férir par quarante routiers, Perrot le Béarnais en tête, sur la fin du 13me siècle. (M. Mazure, *Tableau historique de l'Auvergne.*)

Le Montferrand d'aujourd'hui, entièrement méconnaissable comme ville forte, est placé sur un mamelon qui le rend d'autant plus accessible à tous les vents, que ses quatre rues principales sont placées aux quatre points cardinaux de l'horizon, qu'elles sont larges et spacieuses ainsi que celles qui y aboutissent ; mais à côté de cette condition extérieure de salubrité, se trouve celle d'une humidité assez constante qui se dégage des anciens fossés, actuellement cultivés, et qui entourent la ville. Cette humidité se remarque aussi dans l'intérieur des habitations, à raison de l'ancien mode de leur construction qui y favorise l'étiolement.

A ce double type d'insalubrité, vient se joindre l'influence funeste des miasmes de la plaine que peuvent y apporter les vents de l'est, du nord-est dans des circonstances éventuelles.

La ville de Riom, par la disposition avantageuse de ses quatre grandes rues principales, de ses belles promenades publiques où la ventilation n'a aucun obstacle à vaincre, se trouve être par là dans les meilleures conditions de salubrité; mais aussi elle a à souffrir de l'influence fâcheuse des effluves qui se dégagent des plaines marécageuses de Chape, Saint-Beauzire, Gerzat, le marais de Cœur et des routoirs qui s'y rencontrent.

Ces émanations y sont portées directement par les vents du sud et du sud-est, et éprouvent un temps d'arrêt ou de refoulement de la part des soubassements des montagnes, placées au nord-ouest de la ville, qui entravent la direction du cours de ces vents et en rendent l'action de contact ou le séjour plus prolongé, et par suite plus nuisible; cet état de choses y favorise aussi l'accès et la stagnation des brouillards qui règnent souvent et en abondance dans la plaine de la Limagne, pendant la saison automnale et hyémale.

La position de la maison centrale, dans l'intérieur de la ville, pourrait avoir, malgré les moyens hygiéniques les plus appropriés, des conséquences fâcheuses s'il y survenait une épidémie dyssentérique, de fièvre typhoïde ou autres.

La ville manufacturière de Thiers, par sa position en amphithéâtre, autour des montagnes qui la dominent à l'est et au nord-est, reçoit le choc avec refoulement immédiat des vents de l'ouest, du midi et du sud-ouest. Ceux-ci peuvent entraîner, avec eux, des miasmes de rencontre plus ou moins délétères, en passant dans une partie des plaines de la Limagne où il existe beaucoup de routoirs, et sur les délaissements de matières végétales en décomposition, à la suite des débordements fréquents de l'Allier et de la Dore.

A cette première cause insalubre extérieure, viennent se joindre celles de l'humidité, de l'étiolement, de la malpropreté des quartiers bas de la ville, près la petite rivière de la Durole qui donne le mouvement aux papeteries et autres usines placées sur son cours et d'où s'échappent, lorsqu'elle est à sec, sur certains points, des dégagements de matières animales et végétales décomposées, plus ou moins funestes.

Bien qu'un peu écourté, ce tableau fera reconnaître qu'en lui réside un principe d'action propre à donner naissance, dans cette ville, à des fièvres de mauvais caractères, à des affections scrofuleuses, chlorotiques, cachectiques.

La ville d'Ambert termine une plaine qui s'étend, du nord au midi, jusqu'aux montagnes de la Chaise-Dieu, dans une longueur d'environ trois lieues, en remontant la Dore qui coule au milieu.

La plus grande largeur de cette plaine n'est pas de plus de demi-lieue, de manière qu'Ambert, qui est sur la rive droite de la Dore, est situé entre deux chaînes de montagnes peu distantes, ou celles du Forez, au levant, et celle de Saint-Eloi, au couchant.

Cette position le rend accessible aux vents du midi

et, en partie, à ceux du nord par la gorge qui donne passage à la Dore ; elle tend à diminuer la ventilation de l'est et de l'ouest, de telle façon, néanmoins, que ces conditions de salubrité locale ne sont parfois rendues incomplètes que par l'influence grande du climat, qui, dans les saisons chaudes et froides, soustrait à cette ville commerçante les avantages qu'elle tire 1°. de sa situation topographique; 2°. des rapports généraux de salubrité, relative à l'ordre de construction de ses habitations ni trop basses, ni trop élevées; 3°. de l'étendue et de la distribution de ses promenades publiques, de ses jardins spacieux; 4°. de la ventilation constante qu'y entretiennent la rivière de Dore, et celle moins considérable ou le ruisseau qui fait marcher les usines placées sur son cours.

La ville d'Issoire, réputée la plus salubre de l'Auvergne par sa position topographique avantageuse et par la douceur de son climat, est située dans une petite plaine qui s'étend à peu près à deux kilomètres du côté de Champeix ; elle est à une distance d'entour trois kilomètres de la rivière d'Allier, qui coule dans la direction du midi au levant, et tourne presque subitement au nord. Cette ville est dominée par plusieurs coteaux vignobles qui lui donnent un aspect très-agréable, qu'augmente la mise en relief des belles maisons de campagne circonvoisines ; ils sont disposés de manière à laisser circuler l'air librement et à la placer dans les conditions de salubrité les plus favorables, auxquelles viennent en aide les belles promenades qui l'entourent; le mode général avantageux de construction des habitations; le parcours ventilateur de la petite rivière appelée la Couse dans son intérieur; la distribution des prairies, des vergers, des jardins potagers; la nature de son sol léger qui laisse évaporer promptement l'humidité, et dont l'influence se combine avec celle de l'air et des eaux, pour modifier avantageusement les constitutions atmosphériques; l'accès facile de l'insolation répandant généralement son influence salutaire.

Cette description est d'autant plus dans le vrai, que la ville d'Issoire a fait souvent le séjour d'agrément et d'utilité des étrangers, et notamment celui des Anglais.

Toutefois ces conditions déterminées de salubrité topographique pourraient aussi être revendiquées par la petite ville du Pont-du-Château, si elle avait une population agricole moins nombreuse.

Celle-ci, par ses besoins d'engrais pour la plus grande fécondation du sol, rend ses habitations compromettantes pour la santé, en les entourant du fumier de ses bestiaux, et en laissant séjourner celui-ci dans les rues qui les avoisinent.

A cette double cause d'insalubrité se joint encore celle du défaut de pavage des rues des quartiers ou faubourgs de la ville qu'habite cette population de cultivateurs.

Néanmoins, par son site pittoresque, par sa situation à découvert, moins une petite butte au nord qui l'abrite de l'influence des effluves qui se dégagent des marais de la plaine, par le courant ventilateur de l'Allier, qui la longe au midi dans toute son étendue, par la disposition de sés quatre rues principales placées aux quatre aspects de l'horizon, par le mode de construction et de distribution de ses habitations de plus en plus en rapport avec les lois de l'hygiène, la petite ville du Pont-du-Château peut disputer dans ses rapports numériques les chances de longévité avec la ville d'Issoire, bien qu'elle passe pour être le type le plus parfait de salubrité de toutes celles de l'Auvergne.

En jetant un coup d'œil rapide sur les habitations aglomérées qui constituent la ville de Billom, il nous sera facile de remarquer que par sa position relativement plus élevée au jour, au midi et à la nuit, elle est plus facilement ventilée sur ces trois points que dans son bas-fond du côté du nord; mais cette ventilation s'opère plutôt par refoulement que par l'impulsion continue de l'ébranlemont des colonnes d'air.

En effet, le puy de Turluron et les coteaux opposés qui font suite à la butte du hameau de Roche, commune de St-Julien-de-Coppel, rompent et font obstacle aux vents d'ouest, qui arrivent par la plaine de la Prade avec plus d'impétuosité.

Ceux du midi, retenus d'abord par le puy de Montmorin, sont ensuite poussés avec plus de force dans leur chute sur la ville. Il en est ainsi des vents de l'est, moins violents, moins fréquents et plus froids qui descendent de la chaîne des montagnes de Mauzun qui les percutent sur les différents coteaux qui avoisinent la gorge élevée de la Pérouse, d'où ils sont portés sur Billom.

Ces trois ordres de mouvements ventilateurs portent avec eux des avantages quand ils s'exercent dans une mesure déterminée, et ils présentent des inconvénients lorsqu'ils excitent des perturbations atmosphériques par leur violence ou leur durée.

Bien que la partie basse de Billom soit soumise à l'influence salutaire et plus directe des vents du nord, elle a spécialement à souffrir des débordements assez fréquents du ruisseau qui traverse la ville du midi au nord et des conséquences d'humidité prolongée qu'ils entraînent à leur suite comme aussi de celles de la stagnation et de l'évaporation des matières animales et végétales en décomposition lors de sa mise à sec dans les grandes chaleurs.

A quelques exceptions près, les rues de la ville de Billom sont étroites, tortueuses, peu accessibles à la lumière, au soleil, et la distribution intérieure des habitations est assez généralement, pour certains quartiers, dans un rapport décroissant avec les progrès de la civilisation, de telle façon que son aspect sombre et peu agréable contraste d'une manière frappante avec les paysages pittoresques et accidentés qui l'environnent.

Quant à la ville de Lezoux, elle est rendue agréable et saine par ses rues spacieuses, par ses places et promenades publiques bien aérées, par ses jardins et enclos nombreux qui la coupent en tous sens, par la distribution méthodique de ses fontaines, par sa ventilation non interrompue de toutes parts ou très-légèrement au côté du nord-ouest, par ses habitations d'un ordre assez généralement bien entendu; mais à côté de ces conditions de salubrité vraiment avantageuses, il existe des dispositions contraires et que rendent notoires, 1°. les trop nombreuses plantations d'arbres qui avoisinent la ville de toutes parts, de façon à interrompre la ventilation quand elle est légère, et à maintenir dans ces parages une humidité plus constante; 2°. le voisinage des bois taillis qui conservent très-longtemps les rosées, liquides ou congelées du matin et les brouillards dont ils retardent l'évaporation; 3°. les plages aqueuses et multipliées qui se rencontrent çà et là dans l'intérieur de ces bois à raison du défaut d'absorption du sol rendu peu perméable par sa nature glaiseuse et plastique; 4°. les mares d'eau répandues en grand nombre aux environs de la ville comme un nouveau témoignage de la qualité argileuse, grasse et compacte de la terre qui sert en ces lieux à la fabrication de la tuile et de la poterie; 5°. la rareté des latrines dont le petit nombre débouche dans les rues où restent en stagnation les matières fécales; 6°. la concentration des boucheries dans l'intérieur de la ville.

Ces six corollaires conduisent naturellement à des données d'où ressortent les caractères d'une prédominance locale d'humidité propres à imprimer à la constitution atmosphérique des éléments de diverses maladies soit catarrhales, phlegmasiques, cachectiques, chlorotiques, soit fébriles et autres, suivant les saisons et la combinaison du chaud ou du froid à cet état dominant d'humidité.

Par sa position topographique la ville de Maringues occupe un mamelon assez élevé et comme circulaire de l'ouest à l'est; son point culminant au sud, présente dans son bas fond les tanneries et les chamoiseries placées en amphithéâtre sur la rive gauche de la Morge; le faubourg du midi qui lui est contigu, se trouve de l'autre côté du pont ou sur la rive droite de cette petite rivière qui coule du sud-ouest au nord-est. Le surplus de la ville ou sa plus grande étendue au nord et nord-est est situé sur un plateau avec inclinaison ou pente au sud et sud-est sur plusieurs points.

Le découvert qui ressort de ces diverses dispositions locales la rend accessible à tous les vents qui, là comme ailleurs, peuvent être calmes ou dans des agitations plus ou moins orageuses, et agir par des qualités nuisibles empruntées aux pays d'où ils viennent ou qu'ils traversent en se chargeant de miasmes insalubres.

Cette dernière cause d'insalubrité peut se trouver augmentée par les dégagements de gaz délétères qui s'opèrent soit dans les plaines marécageuses peu distantes de Maringues du côté de l'ouest en particulier, soit par les délaissements de matières végétales en décomposition à la suite des débordements fréquents de la Morge, soit enfin lors de l'amoncellement et de l'écartage des peaux de bœufs, de moutons ou autres avant de les soumettre à l'action du chaulage et du tannage qui annihilent leur fermentation putride.

Si les exhalaisons qui s'échappent de ces établissements peuvent être dangereuses pour la ville quand les vents de midi soufflent avec plus ou moins d'impétuosité, elles le sont bien davantage pour les quartiers voisins et particulièrement pour les ouvriers eux-mêmes qui vivent au milieu d'un air vicié dans des ateliers ou barraques en bois accessibles à toutes les intempéries, toujours humides à l'occasion de la nature de leurs travaux par la proximité de la Morge qui les baigne sans profit de ventilation, puisque là son cours n'est bien mobile que lors de son débordement.

Ces traits d'insalubrité locale ou partielle, d'où peuvent naître diverses affections morbides, n'ôtent point à la plus grande partie de la ville les avantages de salubrité publique qu'elle trouve dans ses rues spacieuses, ses promenades circulaires, ses jardins et enclos qui facilitent à profit la libre circulation de l'air et sans empêchement de la part des habitations, construites généralement sans trop de hauteur et dans des rapports hygiéniques d'architecture qui donnent aux quartiers principaux de la ville une physionomie différentielle de ceux des faubourgs où les constructions nouvelles seulement rendent de plus en plus appréciable le progrès des lumières de la civilisation actuelle.

Nos données topographiques sur les villes de Courpière et de Vic-le-Comte n'étant pas assez positives, nous observerons seulement que les causes générales extérieures et intérieures de salubrité et d'insalubrité rapportées aux habitations agloméréçs des autres villes de ce département peuvent aussi leur être appliquées, en tenant compte toutefois de leur position géographique respective.

C'est ainsi que la ville de Courpière est placée entre deux coteaux, l'un plus élevé au sud et l'autre couvert de vignes et moins élevé au nord.

De cette disposition résulte une gorge avec un débouché à l'ouest et un découvert planiforme au nord-est qui facilitent le renouvellement de l'air que tend à entretenir la vitesse du cours de la Dore qui longe la ville du couchant au levant pour ensuite tourner au nord un peu avant le château de la Barge. Les inconvénients de l'humidité doivent d'autant plus se faire sentir à Courpière, que les abords de la Dore sont abrités par des rangées d'arbres dans sa traversée le long de la ville ; que les rues de celle-ci dans sa partie basse ne sont à sec que lors des chaleurs de l'été ; qu'enfin toute la planimétrie qui l'avoisine à l'est et au nord-est est couverte de prairies sillonnées par des irrigations pour en augmenter la fertilité.

La ville de Vic-le-Comte est située à une certaine distance de la rive droite de l'Allier dans la partie transversale d'une assez vaste plaine qui lui donne un grand découvert à l'horizon du sud-ouest, au nord et nord-est, de manière à éprouver les bienfaits d'une ventilation convenable dont les effets sont interrompus à distance par des coteaux assez élevés au sud et sud-est.

A côté de la règle générale relative aux dispositions des habitations peu conformes aux lois de l'hygiène, se trouve ici comme à Courpière, des exceptions pour un certain nombre d'entr'elles qui offrent des conditions réelles de salubrité par rapport à leur construction, leur distribution et leur position topographique, entourées qu'elles sont de beaux jardins ou enclos vastes et bien aérés. Le défaut de notion topographiques positives sur les autres villes de ce département nous a mis dans la position obligée de les passer sous silence, ou du moins de n'en parler que très-succinctement.

A cet effet, nous formerons un cadre circonscrit dans lequel nous ferons entrer 1°. la ville de *Besse*, située au haut d'une gorge fort élevée, et se trouvant abritée, en assez grande partie, à l'ouest, par de hautes montagnes très-rapprochées, tandis que celles du côté du nord-ouest en sont plus éloignées, et constituent, par leurs soubassements, le cul-de-sac de la susdite gorge qui, par l'ouverture de son débouché, met Besse à découvert du côté de l'est, inclinant un peu au nord.

Cette double disposition, qui présente des conditions favorables de ventilation, n'empêche point les inconvénients inhérents au refoulement des rafales ou vents impétueux débouchant par le cul-de-sac de la gorge sus-relatée, et se projetant sur cette ville, accompagnés qu'ils sont le plus souvent de pluies, comme torrenticlles dans le cours de l'année et de tourbillons de neige en hiver, de manière à rendre les habitations d'autant plus humides que, pour résister à ces chocs violents et répétés, les murs des bâtiments sont d'une épaisseur extrême, sans compter les abris en planches ou en paille qui, pour plus grande garantie, leur sont adossés sur les points les plus exposés.

De ce tableau exact ressortent naturellement des conditions réelles d'insalubrité.

2°. *Saint-Amant-Tallende*, occupant la partie culminante d'une vallée fertile qui se termine à Saint-Saturnin, est comme isolé des monticules qui l'environnent, et présente par sa position des conditions hygiéniques de salubrité, soit par une ventilation favorable, moins celle toutefois des vents d'ouest qui se déchaînent trop violemment parfois en suivant la gorge de Saint-Saturnin; soit par l'écoulement ventilateur des eaux pures et limpides qui sillonnent et fertilisent le riche et beau bassin qui lui est contigu à l'est.

3°. *Pontgibaud.* Placée un peu en amphithéâtre et à l'exposition du sud, sur le soubassement élevé de la chaîne des montagnes du Puy-de-Dôme, cette petite ville offre, par sa position topographique, des avantages réels de salubrité que tend à augmenter le parcours de la Sioule; mais elle n'est pas affranchie pour cela de l'influence active du froid hyémal qui domine là comme dans les autres parties de nos montagnes de l'ouest.

4°. Perché sur le plateau d'une butte élevée, *Herment* jouit des avantages d'une ventilation générale propre à le placer dans des conditions d'autant plus heureuses de salubrité, qu'il ne participe pas aussi complétement à l'inconvénient de la température très-froide des autres localités des montagnes, pendant les hivers, à raison de l'éloignement de la chaîne du Mont-Dore et de celle du Puy-de-Dôme.

5°. *Montaigut.* Sa position sur le sommet d'une chaîne de monticules, qui donne à l'air pleine et entière liberté, le met dans des conditions favorables de salubrité, bien qu'exposé à un froid très-vif en hiver.

6°. *Pionsat* est situé sur un versant qui l'abrite un peu au nord; il se trouve exposé dans sa partie inférieure, sud-ouest, aux vapeurs qui se dégagent d'une petite vallée humide à l'est et au nord-est, et qui peuvent être la source des fièvres intermittentes qui règnent parfois dans cette contrée.

7°. *Saint-Gervais*, placé circulairement au sommet d'un mamelon, est parfaitement ventilé de toutes parts.

8°. *Combronde* est abrité, au sud et au sud-ouest, par des monticules assez élevés qui forment un temps d'arrêt à la ventilation du nord et nord-est, où il est entièrement à découvert.

9°. *Ris* est beaucoup mieux ventilé, par son entier découvert, que *Châteldon* qui se trouve dans un bas-fond et acculé à une haute butte au sud-est.

10°. *Randan*, au contraire, par sa position sur un plateau monticuleux, est accessible à une ventilation hygiénique favorable.

11°. *Aigueperse (urbs longa)*, est situé dans un bas-fond assez planiforne et propre, néanmoins, à recevoir l'accès des vents sans refoulement prononcé ou contraire à une salubre ventilation.

12°. *Vertaizon*, dont la dénomination vient de *vertère*, entoure un coteau circulaire qui reçoit le choc du vent sud-est, et celui, plus violent, des vents sud et sud-ouest, surtout dans le quartier d'*Heran*, et qui rend nulle, ou à peu près, la ventilation salutaire du vent du nord. Cette circonstance topographique n'a pas peu contribué, probablement, au développement de l'épidémie qui a régné dans ce chef-lieu de canton en 1815.

13°. *Olliergues*, quoique situé sur une hauteur, se trouve dans une gorge un peu à découvert, au nord, d'où surgit une ventilation avantageuse qu'augmentent les mouvements tumultueux de la Dore, qui descend précipitamment, de rochers en rochers, au côté sud-est et nord de cette commune.

14°. Sous le rapport de la salubrité, dit le docteur Nivet, *Arlanc* et *Marsat* sont situés favorablement dans le joli bassin du Livradois.

Après avoir crayonné, à longs traits, les considérations relatives à la position topographique, aux degrés de salubrité des principales villes de ce département, et aux différents modes de construction, d'exposition, de distribution des habitations qui les constituent, il nous reste à passer rapidement en revue les conditions de salubrité et d'insalubrité attachées aux habitations, par agglomération, ou aux villages de la plaine de la Limagne d'Auvergne.

Cette double question ne pouvant se résoudre que d'une manière générale, nous aurons pour l'élucider à mettre en relief les particularités qui lui sont relatives.

Parmi nos villages, les uns sont placés de manière à être facilement et favorablement ventilés, à recevoir l'influence salutaire des rayons solaires et lumineux, à trouver dans des plantations voisines un abri à l'impétuosité des grands vents et un moyen d'épuration de renouvellement de l'air atmosphérique ; et les autres, au contraire, sont situés de façon à présenter des conditions topographiques entièrement opposées.

Quoi qu'il en soit du disparate de ces dispositions hygiéniques, il n'en existe pas moins pour la plupart des causes communes d'insalubrité.

Ces causes résident dans le pavage nul ou incomplet des rues, dans les habitations basses ou trop peu élevées au-dessus du sol et dépourvues de caves pour l'ordinaire, dans l'existence d'amas considérables de fumier, dans celle des eaux fournies par les immondices des étables, dans la malpropreté intérieure des habitations, dans l'encombrement des familles, dans le pêle-mêle des hommes et des bestiaux, dans la construction des bâtiments, assez ordinairement en pisé ou en terre, garantissant mal des rigueurs de l'hiver, dans leur défaut d'aérification convenable.

Les effets fâcheux qui découlent de ces diverses causes d'insalubrité acquièrent de nouvelles conséquences pour les villages qui sont situés dans nos plaines marécageuses ou à leur proximité.

Le danger du voisinage de ces plages marécageuses et de celui des eaux stagnantes est en raison directe du courant du vent dominant, du degré élevé de la chaleur régnante et de l'obstacle moins grand qu'opposent les plantations d'arbres au vent qui a passé sur les marais, ou sur ces mares d'eaux stagnantes.

C'est en vertu de ce principe et pour garantir Rome des effluves redoutables des marais Pontins, que le pape Clément XI défendit d'exploiter les forêts situées aux environs de *Cisterna* et de *Sermineta*, afin d'empêcher le libre accès des vents pernicieux venant de cette plaine marécageuse.

En effet, les plantations enrayent, rompent l'expansion des miasmes qui se dégagent des eaux stagnantes ou des marais qu'elles entourent, et les absorbent avec les vapeurs aqueuses de l'air ambiant, au point de modifier, d'enchaîner, en quelque sorte, le principe toxique des matières miasmatiques en volatilisation, et dont l'exubérance est plus manifeste à l'époque des plus fortes chaleurs.

A cette époque de l'année, en effet, nous voyons apparaître dans nos plaines marécageuses des groupes de fièvres intermittentes à types divers, à génie spécial, comme étant le résultat de cette intoxication miasmatique ; elles se localisent sur le gros intestin par des diarrhées, sur la rate par un engorgement hypérémique de cet organe, sur les follicules de l'intestin grêle par les effets consécutifs des fièvres typhoïdes.

Mais il est une remarque importante sur les types, et qui est due à la sagacité expérimentale du père *Muce*, exerçant la médecine en Afrique. (Voir la *Re-*

vue médicale, de décembre 1844.) C'est que dans ce pays, beaucoup plus chaud que le nôtre, et où les affections miasmatiques sont plus graves, « on ne » rencontre, dit-il, presque pas de fièvres quartes, » mais seulement des fièvres tierces en petite quan- » tité, beaucoup de quotidiennes, et des quotidiennes » doublées ou à deux accès, et la gravité de l'affec- » tion, ou, ce qui revient au même, l'intensité de » l'intoxication se mesure à la fréquence des accès » et à leur rapprochement ; en sorte que la fièvre » continue est plus grave que la quotidienne, et celle- » ci que la tierce..... Avec la diarrhée, toute in- » termittence cesse, et la fièvre devient continue ; « alors il y a peu d'espérance de salut. »

Cet exposé, qui décèle un grand esprit d'observations, nous met sur la voie du *pourquoi* les fièvres intermittentes de nos plaines marécageuses sont plus souvent quartes ou tierces que quotidiennes ou continues.

Elles affectent quelquefois l'un de ces derniers types ; mais alors l'intoxication miasmatique, arrivée à son comble, est subordonnée au *summum* d'action déterminé par des chaleurs extraordinaires pour notre climat, ainsi que nous l'avons observé en 1822, en particulier. Toutes ces conséquences d'insalubrité sont applicables à la ville d'Ennezat, que nous avions passée sous silence. Bien qu'à découvert, et ventilée de toutes parts, cette ville est sous l'influence directe des matières miasmatiques qui se dégagent de la vaste plaine marécageuse qui l'entoure.

Nous ne terminerons pas ce paragraphe sans faire remarquer que, contrairement aux habitants des principales villes de notre département, ceux des petites villes et surtout des villages se trouvent placés en plus grand nombre dans des conditions de salubrité plus favorables par leurs occupations agricoles habituelles.

Celles-ci, en effet, les éloignent des réunions aglomérées, industrielles ou sociales des grandes villes; et les font participer sans encombre aux bienfaits salutaires de l'expansion relative et continue de l'oxigène, ou partie viable de l'air atmosphérique, dans lequel ils sont plongés journellement pour l'exercice de leurs travaux champêtres, qui parfois néanmoins les exposent à l'influence fâcheuse des intempéries.

§ VII. *Nourriture des habitants de l'Auvergne.* Pour éviter des redites inutiles, deux catégories comprendront les notions relatives à la nourriture et aux boissons dont usent les habitants du département du Puy-de-Dôme.

La première embrassera les aliments qui, par leur nature, à peu près identique, sont en usage dans nos montagnes de l'ouest et de l'est, avec cette différence d'application que comporte la fortune comparée à la pauvreté.

La seconde renfermera les substances dont s'alimentent et s'abreuvent les habitants de la Limagne, au point de vue culinaire qui distingue aussi le riche du pauvre.

Si nous passons en revue les objets d'alimentation des peuplades agricoles de nos montagnes, où le froid dévore, en quelque sorte, la vie par sa puissance sédative, nous voyons qu'au lieu d'une nourriture substantielle et animale qui leur serait nécessaire, elles usent d'un pain de seigle grossier, épais, mal élaboré, malgré son principe mucilagineux uni à la fécule, qui donne de la liaison à la pâte, qui contribue à la faire lever et à rendre le pain plus léger quand il est bien fait ; alors il se dissout plus facilement, se digère plus vite, et nourrit mieux les personnes faibles ; mais, avec cette condition, il nourrirait beaucoup moins ces robustes montagnards, dont les organes digestifs jouissent de toute leur énergie, et chez lesquels le besoin et la faim renaîtraient bien plus promptement.

La faculté nutritive départie à la fécule du pain de seigle, l'est aussi aux pommes de terre, dont se nourrissent les habitants de la plaine, comme ceux des montagnes, qui font un grand usage de crêpes avec la farine d'avoine ou celle de blé sarrazin, et qui sont parfaitement semblables à ces galettes azymes ou non fermentées dont a usé le peuple romain pendant environ cinq cents ans.

Les aliments dans lesquels la fécule est unie à une matière sucrée comme les pois, les haricots, les châtaignes, sont d'un fréquent usage dans plusieurs contrées de nos montagnes ; il en est ainsi des œufs, qui ont pour base principale une substance albumineuse dans le blanc et une substance émulsive dans le jaune ; mais le laitage sous toutes les formes est la nourriture la plus habituelle pour toutes ces populations, qui n'emploient dans leurs aliments d'autres condiments que le sel (1) et un peu de poivre.

Les habitudes frugales dans ces pays sont telles, que c'est une sorte de privilége pour le cultivateur montagnard un peu aisé d'avoir à sa table, les jours de dimanche, un morceau de lard ou de petit salé avec des choux dans la saison.

Ce rehaussement de frugalité est parfois augmenté par l'usage d'un peu de vin du plus bas crû, que l'on voit figurer aussi, dans de faibles proportions, lors des repas des fenaisons et des moissons, afin de con-

---

(1) Cette substance, d'après les expériences de M. Plouviez faites en 1846 et répétées en 1847, doit être considérée, étant prise à dose déterminée, non-seulement comme un coadjuteur à l'alimentation, mais comme un aliment semblable au pain, à la viande, surtout pour les personnes débiles, faiblement constituées ou faisant usage d'une mauvaise nourriture, et dont elle augmente la force, l'énergie et même l'embonpoint. (*Journal des connaissances méd.* Avril 1847.)

Pour notre compte, nous dirons avoir lu quelque part que c'est à l'addition plus soutenue ou plus répétée du sel dans les aliments maigres dont faisaient constamment usage les religieux de certains monastères, qu'a été attribuée leur plus grande longévité.

trebalancer l'action débilitante de l'eau et du petit lait, qui sont les boissons ordinaires des montagnes.

Il est de remarque que cette privation habituelle du vin rend le paysan montagnard plus enclin aux libations, soit dans les fêtes patronales, soit dans les foires de son village ou autres, soit lors de ses excursions dans les villes; et c'est particulièrement dans ces rares circonstances qu'il fait exception à la règle de sobriété générale, d'une part, en mangeant de la viande de boucherie, et de l'autre, en sortant de son calme ordinaire pour s'agiter, se quereller, et parfois se battre, afin de couronner la transformation qu'opère en lui la fumée inaccoutumée du vin.

La nourriture de la classe élevée ou bourgeoise de nos montagnes rentre, sous quelques rapports, dans celle que nous venons d'affecter à la classe inférieure; mais elle en diffère sous beaucoup d'autres que nous aurons à signaler plus bas, à raison de sa conformité avec la manière de vivre habituelle ou extraordinaire des différentes conditions notables ou bourgeoises de la plaine.

Il en est parmi celles-ci qui, suivant leur plus ou moins grande richesse, suivant leur rang plus ou moins élevé dans la société, croient suivre l'étiquette de la bonne compagnie, en se donnant le plaisir d'une fastueuse prodigalité, dans les recherches du sensualisme confortable; mais si ces dispendieuses raffineries culinaires, faisant aujourd'hui les honneurs de la civilisation dans nos grandes et petites villes, sont revendiquées par l'opulence des hautes conditions, elles ne sauraient être en harmonie avec les habitudes d'ordre et d'économie représentative qui doivent faire et font d'ordinaire l'apanage d'une modeste fortune bourgeoise.

C'est en partant de ce double principe que nous noterons sommairement les objets d'alimentation à l'usage des différentes classes sociales de la Limagne d'Auvergne.

D'après le privilége d'une plus grande aisance, les classes opulentes de nos contrées sont en position de vivre, et vivent, en effet, habituellement, avec une sorte de somptuosité et de recherches gastronomiques.

Dans les cas extraordinaires, leurs plaisirs et leurs jouissances de la table acquièrent plus d'éclat en la couvrant d'un menu composé des aliments les plus délicats : pièces de boucherie les plus délicates, de volailles grasses et recherchées, de Bresse, du Mans, ou truffées du Périgord; de gibier de toute espèce, de saucisses de Hambourg, de caisses ou de pâtés de foie gras de Strasbourg, de terrines de Nérac, de saumon et autres belles pièces de poisson, de marée (que l'on servait à Rome sur les tables les plus somptueuses), d'entremêts exquis, d'un dessert élégant, et sans oublier le confort du vin de Madère, des vins de Bordeaux, de Bourgogne, des côtes du Rhône, de Champagne, d'Espagne, du café, du rhum et autres liqueurs : voire boire le thé, et sans pour cela toutefois qu'aucun de nos amphitryons ait la prétention de porter la magnificence jusqu'à la folie, ainsi que le rapporte *Plutarque* de *Lucullus*, qui dépensa cinquante mille drachmes, 27,000 fr., dans un souper avec *Cicéron* et *Pompée* dans sa salle d'*Apollon*, qui était la plus magnifique de sa maison, et où le luxe de la table rivalisait avec la richesse de l'ameublement.

La modeste fortune bourgeoise, commerçante ou autre de nos villes et de nos campagnes, a au contraire des habitudes d'économie quelquefois parcimonieuse, dans sa manière ordinaire de vivre, qui, sans comporter l'usage de la poule au pot une fois par semaine, comme au temps d'Henri IV, se compose d'une nourriture substantielle plus souvent animale que végétale, et où entrent toutefois les œufs, le poisson, le fromage, les fruits abondants et le vin du pays.

Mais à côté de cette sobriété accoutumée se trouvent des habitudes journalières de fréquentations des cafés, des salons, qui la rendent nulle ou la pervertissent par les excès qui s'y commettent en bierre, vin chaud, punch et autres liqueurs, surtout de la part de la jeunesse. Il y a là tout au moins une tendance à la perte des goûts de la vie domestique ou de ménage.

Cependant cette classe sociale a aussi ses penchants pour l'amour de la table qu'elle met en regard avec une sorte d'ostentation dans ses réceptions, ses soirées, ses collations extraordinaires.

Il y a là également un grand appareil de luxe gastronomique, et chaque amphitryon se fait gloire d'étaler sur sa table des mets recherchés ou nouveaux, et d'un grand prix comme objet de plus de splendeur, et propres à donner un plus grand relief aux raffinements culinaires et aux décors éclatants de la table.

Pour compléter cet exposé gastronomique, nous aurons à enregistrer ces *parties* de *montagne* ou de *campagne* que font annuellement les habitants de Clermont dans la belle saison, sans oublier celles qui ont lieu sous la dénomination de *parties de vigne* également en usage dans tout le vignoble de l'Auvergne à l'époque des vendanges.

Dans ces parties joyeuses, dansantes ou non, et où l'appétit est ordinairement le meilleur condiment des mets, il n'y avait autrefois d'autre apparat que l'abondance et l'énormité des mets présentés aux convives, tandis qu'aujourd'hui ces habitudes anciennes sont remplacées par le cérémonial obligé du confortable le plus élégamment assorti.

L'alimentation départie aux peuplades de la Limagne d'Auvergne, offre des nuances de composition qui varient suivant l'aisance des différentes classes de cultivateurs et d'ouvriers.

Leur principale nourriture pour les uns et les autres, se compose aujourd'hui du pain de froment où la fécule est unie avec la matière glutineuse, dans des proportions convenables à sa fabrication, qui est d'autant plus parfaite, qu'il est bien levé et pétri convenablement. Cependant, cette prédilection pour une nourriture plus réparatrice que celle d'autrefois, qui se composait généralement, pour toutes les classes, d'un pain où les farines de seigle et d'orge étaient unies à celle de froment, comporte des exceptions applicables aux cultivateurs et aux ouvriers peu fortunés.

Ceux-ci, en effet, se nourrissent rarement du pain de froment pur, et joignent parfois, et surtout dans les années de cherté du blé, de la pulpe de pomme de terre, à tout ou partie du mélange sus-relaté.

La matière nutritive du pain, ou substance de première nécessité, ne pouvant suffire seule à réparer les pertes occasionnées par les labeurs du travail pénible et continuel auquel se livrent les cultivateurs de la plaine, ils ont été portés, par un penchant naturel, à recourir à une nourriture substantielle et animalisée qui a pour base la fibrine.

Cette alimentation se composait jadis de la viande de porc fraîche et salée, à laquelle est venue se joindre aujourd'hui celle des animaux de boucherie qui s'assimile aisément, et nourrit vite, bien qu'elle produise, pendant le travail de son assimilation, qui a lieu sous l'influence des lois organiques, plus de chaleur que les autres substances moins animalisées.

Cet usage fréquent des chairs des animaux comporte aussi avec lui celui des pommes de terre, dont la propriété nutritive est due à la fécule; des choux, des raves, qui contiennent un suc mucilagineux plus ou moins sucré; des haricots, des pois, des gesses, des lentilles, des fèves de marais, qui renferment aussi de la matière sucrée, quand ils sont à l'état de verdure, et qui en sont dépourvus après leur dessication; des œufs, où le principe albumineux est allié à une substance émulsive; du fromage ou mieux de la fourme, qui est la partie caséeuse du lait, soit qu'elle s'en sépare spontanément, soit à l'aide de substances coagulantes; de la merluche et des harengs à l'état de salaison; des fruits de chaque saison; mais n'oublions pas de noter que la soupe de viande ou celle à la graisse, au beurre et à l'huile, suivant les conditions de fortune ou de pauvreté, est le principal et habituel aliment des repas du matin et du soir des populations agricoles de la Limagne et de celles des montagnes.

La boisson ordinaire des habitants cultivateurs de la plaine porte le nom de petit-vin. Elle s'obtient en soumettant à la fermentation, pendant un certain laps de temps, des quantités déterminées d'eau jetées sur du marc de raisin, après en avoir extrait le vin.

Cette boisson agréable, rafraîchissante, quelquefois

un peu acide et légèrement tonique, sert à l'usage habituel des repas et à étancher la soif, lors des travaux agricoles des grandes chaleurs, époque de l'année où son usage immodéré tend à produire une abondante diaphorèse, qui détermine parfois une faiblesse consécutive de tout le corps.

Nos populations de la Limagne trouvent aussi dans le loisir des fêtes et dimanches un prétexte pour sortir de leur sobriété hebdomadaire.

La piquette, ces jours-là, est remplacée chez eux, et plus souvent à l'auberge, par des libations vineuses, qui les étourdissent et les rendent plus ou moins ivres.

Cette propension est encore plus remarquable parmi les jeunes paysans, par suite de la fréquentation simultanée des cabarets et des cafés, où l'ingestion de la bière et des liqueurs est associée à celle du vin, de manière à leur faire perdre la raison et à susciter quelquefois entr'eux des querelles et même des rixes funestes.

Tous les objets d'alimentation que nous venons d'énumérer dans ce paragraphe jouissent de la faculté nutritive à des degrés différents, suivant qu'ils agissent d'après leur nature ou composition propre, d'après leur préparation culinaire ou condimenteuse, dans des rapports physiologiques appréciables de causes à effets, que décèlent leur quantité et leur qualité lors de la mise en jeu de leur ingestion, qui est d'autant plus complète, que les organes digestifs qui les reçoivent sont doués d'une plus parfaite intégrité.

C'est par l'affaiblissement ou par la perversion de cette dernière faculté, ou par l'intempérance abusive de sa nature, ou par ces trois conditions réunies, que se traduisent les effets pathologiques ou maladifs qui accompagnent certains repas trop somptueux ou pris intempestivement, et ceux encore où la gloutonnerie sert d'appareil à la débauche de bas étage.

Dans ces cas divers, à des perturbations digestives, d'abord mises en scène, succèdent parfois des embarras gastriques, quelquefois des fièvres bilieuses, d'autres fois des gastrites et des gastro-entérites plus ou moins rebelles, suivies du cortége de différentes anomalies nerveuses du canal alimentaire.

§ VIII. *Vêtements.* — Les considérations générales que nous avons à émettre relativement aux vêtements des habitants des montagnes et de la Limagne d'Auvergne, reposeront dans leur ensemble, 1°. sur la matière dont ils sont composés ; 2°. sur leurs formes diverses ; 3°. sur leurs propriétés physiques, comme bons ou mauvais conducteurs du calorique.

1°. *Composition des vêtements auvergnats.* — En nous reportant aux premiers progrès de l'industrie humaine qui a su mettre à profit le filage et le tissage de la laine, du chanvre, du lin, de la soie et du coton pour fabriquer de la toile, des étoffes et des tissus divers propres à nous garantir des impressions et des vicissitudes de l'atmosphère et à servir à nos usages domestiques, nous voyons qu'alors comme aujourd'hui, et sauf les caprices de la mode, les mêmes matières entraient dans la composition de nos habillements.

Les vêtements des habitants de nos montagnes de l'est et de l'ouest sont composés de tissus lâches de laine qu'ils portent à peu près toute l'année moins l'époque des grandes chaleurs où seulement le pantalon d'étoffe de coton est substitué à celui de laine (1).

Dans ces deux contrées montagneuses les habillements ne varient que par rapport aux couleurs qui sont ou bleues ou brunes plus ou moins foncées.

Les étoffes en laine de ces deux couleurs principales avec des nuances intermédiaires et qui sont tissées et calandrées dans le département du Puy-de-Dôme, servent aussi à la confection des robes et jupes des montagnardes qui quittent ces dernières en été pour les remplacer par d'autres en cotonnade.

Les capuchons en laine sont encore à leur usage pour parer aux inconvénients des intempéries des temps froids ou pluvieux quand elles vont dans les

---

(1) Les montagnards ont raison de porter des vêtements de laine, même pendant la belle saison. Ces vêtements les rendent moins sensibles à l'action des soirées et des nuits, qui sont souvent très-froides. La couleur grise doit avoir la préférence. Comme elle est moins bonne conductrice du calorique, elle est moins froide pendant l'hiver et moins chaude pendant l'été.

(*Note du docteur* Nivet.)

champs ou en voyage, comme aussi les couvertes en laine dites *coubertines* un peu ouvertes par devant, froncées sur les épaules, et les manteaux de drap grossier et de diverses couleurs dans certaines montagnes sont à celui des hommes dans les mêmes circonstances.

Des guêtres en laine de la même couleur de la culotte ou *braye* que portent toujours les vieux montagnards, ou de celle des pantalons à l'usage de la jeunesse couvrent en grande partie la surface des pieds qui sont chaussés presque constamment dans des sabots ferrés et à talons pointus derrière et devant, les souliers, également ferrés, ne servant d'ordinaire que les dimanches dans la belle saison ou lors des voyages.

Les femmes portent des bas de laine et rarement de coton ou de fil, si ce n'est en été, et les sabots, dont elles se servent beaucoup plus habituellement que des souliers, sont aussi à deux talons, fort pointus, également ferrés et très-découverts sur le coup de pied surtout pour la jeunesse qui y ajoute une sorte de luxe.

Dans la composition des vêtements des peuplades de la Limagne soit des villes soit des campagnes entrent également des matières animales et végétales seules ou combinées ensemble pour la fabrication de leurs différents tissus; mais les étoffes ainsi fabriquées pour leur usage sont généralement plus fines, plus lisses, plus serrées et leurs couleurs sont aussi beaucoup plus variées ou avec des nuances de toutes espèces, ce qui différencie les habillements des limagniers comparés à ceux des montagnards.

Placés qu'ils sont dans un climat plus chaud, les gens de la plaine se revêtent plus longtemps et plus ordinairement dans le cours de l'été de chaque année avec des habillements légers fabriqués avec des tissus végétaux de fil de lin ou de coton, ceux de laine étant destinés aux saisons froides.

Il en est ainsi de la composition des vêtements des personnes du sexe des classes moyennes et inférieures de la Limagne, avec cette particularité de nos temps modernes, que les progrès du luxe ont envahi ces deux classes comme celles plus élevées de la société, au point que nos jeunes artisanes et nos jeunes paysannes de villes et villages de la plaine brillent d'élégance les jours de fêtes et dimanches par une toilette où la richesse des étoffes en soie ou autres rivalise avec celle qui fait l'ornement des costumes des dames du haut parage.

Soumis de plus en plus aux entraînements de la mode, les habillements des hautes classes sociales bourgeoises et autres de nos villes d'Auvergne se distinguent, comme à Paris et autres grandes villes, de ceux de la multitude par les mouvements ascendants que leur imprime le luxe et que reflètent l'éclat, la finesse des tissus, le lustre, etc., des étoffes qui les composent pour former le vestiaire de nos fashionables ou lions merveilleux et celui de nos jeunes élégantes.

Infiniment variables dans leurs couleurs et même dans leurs nuances, ces étoffes sont tissues avec des matières animales ou végétales seules ou par association des unes avec les autres dans des rapports déterminés et de manière à composer, suivant les saisons annuelles, les vêtements à formes diverses des classes élevées de la société de nos grandes et petites villes.

2°. *Forme des vêtements.* — Justement placée dans le domaine futile des caprices de la mode, la forme des vêtements n'a plus de limites par le temps qui court, surtout si, pour en faire ressortir l'expression comparative, nous invoquons le témoignage traditionnel. Aidés de son secours, il nous sera facile de reconnaître que le costume auvergnat des basses classes sociales va en se dénationalisant de plus en plus, et que la vieillesse seule est encore en possession de ses types primordiaux.

En effet, une large veste ou *casaque* en serge bleue ou foncée et rarement blanche, une culotte ou *braye* et de larges guêtres de la même étoffe de la braye, de gros sabots, un grand chapeau rond aux larges rebords, la *coubertine* au besoin, sont toujours les objets obligés du costume simple du vieux montagnard.

Le vieux paysan limagnier n'a pas perdu non plus les habitudes de son ancien costume où figurent la veste ronde blanche à languettes, dans le pourtour du bas et sans boutons par-devant; la matelotte à manches et croisée, les larges culottes et guêtres en serge, en hiver, et en toile, en été; la ceinture en cuir autour du corps, le collet blanc au cou, le grand chapeau rabattu sur le devant, les gros sabots dans la mauvaise saison.

Ces différents types originaires se sont conservés plus particulièrement dans les cantons de Riom, de Vertaizon, etc.

Dans beaucoup d'autres cantons de la Limagne, nous voyons les vieux paysans porter la *casaque* ou espèce de paletot à paneaux de serge grise ou d'autres couleurs, avec une poche de chaque côté et sans boutons sur le devant de la poitrine qui est couverte d'une matelote croisée; ils portent aussi les culottes et les guêtres de serge dans l'hiver, et de toile dans l'été; le chapeau à grandes ailes et les gros sabots.

Dans certains cantons de Thiers et de Lezoux, ils sont affublés d'un tablier en cuir ou en toile pour les travaux agricoles.

La forme du costume plus général de nos jeunes montagnards, consiste dans une veste, moins large ou plus dégagée, à deux poches latérales et également à serge bleue ou foncée; dans un gilet tricoté en laine blanche placé par dessous en hiver, et qui, en été, avec des ornements divers sur le devant, remplace la veste; dans un pantalon en serge bleue ou foncée, en hiver, et en cotonnade bleue à raies, en été, en remplacement des brayes et des guêtres; dans un chapeau rond à bordures de velours et à plumes de paon, pour ornement dans certaines circonstances; dans un large chapeau de paille, en été.

La veste et le pantalon de velours bleu ou vert foncé, en hiver; de coutil rayé, en été; le petit chapeau rond ou la casquette; la blouse d'étoffes et de couleurs diverses sont en outre des *formes* additionnelles de vêtements à l'usage des habitants de nos montagnes de l'est, qui s'émigrent pendant plusieurs mois de l'année en qualité de scieurs de long, de terrassiers, etc.

Les *formes* du costume des agriculteurs, des journaliers-cultivateurs, des artisans et des ouvriers de la Limagne sont très-variables et se résument par les généralités suivantes :

1°. Leurs vestes, en étoffe de laine, en hiver, et en coton ou coton et fil, en été, sont ou en forme de *casaque* avec des languettes dans le pourtour du bas, ou en forme d'habit court avec une poche de chaque côté, des reverts à boutons et boutonnières avec un collet tombant, ou enfin à forme ronde, dite carmagnole, avec un collet droit et pouvant boutonner devant de haut en bas.

2°. Leurs gilets, de diverses étoffes suivant les saisons, sont d'après la mode, longs ou courts, droits ou croisés avec collet à revers ou droit.

3°. Leurs pantalons, heureusement substitués aux culottes, et fabriqués, en été, avec des tissus végétaux, et, en hiver, avec des tissus de laine, sont, suivant les caprices de la mode, longs ou courts, à canons larges et flottants, ou étroits, avec ou sans pate par derrière, que l'on serre à l'aide d'une boucle ou d'un lacet, de manière à faire partager avec les bretelles le poids du pantalon, et empêcher de leur part une aussi forte pression sur les épaules; ils sont rarement collants et à sous-pieds.

4°. Leurs blouses devenues aujourd'hui d'un usage général, sont confectionnées ordinairement en étoffe de coton bleu ou de coutil; elles sont plus longues et plus larges pour les ouvriers cultivateurs que pour les artisans et beaucoup plus courtes pour les mariniers; elles sont plus ou moins ouvertes sur le devant, avec ou sans ornement, comme aussi avec ou sans ceinture.

5°. Leur coiffure se composait jadis d'un chapeau à larges ailes, avec des rebords un peu retroussés sur les côtés. La forme des chapeaux d'aujourd'hui est aussi variable que celle des casquettes à étoffes et couleurs diverses, et qui sont d'un usage journalier depuis un certain nombre d'années, ainsi que les chapeaux de feutre gris-blanc en été.

Un coup d'œil rapide jeté sur les formes du costume des femmes, des cultivateurs et artisans ci-dessus, nous portera à reconnaître qu'autrefois, suivant les usages locaux, elles avaient à la tête, pour coiffure, ou des couvre-chefs ou des coiffures à bandeaux, ou des coiffes avec des passes ou en *forme* de béret, tandis qu'aujourd'hui les bonnets ronds garnis ou non garnis sont d'un usage à peu près général, ainsi que les bonnets montés pour les fortunes plus élevées; ceux-ci, par leur découvert sur le front, peuvent donner lieu à des migraines, des névralgies, etc.

Les chapeaux de paille, à formes diverses, sont généralement aujourd'hui superposés à la coiffure de nos paysannes auvergnates, lors des travaux des champs, ou autres circonstances. Ils sont formés en disque avec des ailes d'une circonférence énorme dans la commune d'Orléat, près Lezoux.

Autrefois, dans beaucoup d'endroits, les femmes ne portaient point de mouchoirs au cou; la chemise couvrait le devant de la poitrine par deux languettes croisées, et le derrière était recouvert par la partie postérieure du couvre-chef ou celle de la coiffe à cornettes. Aujourd'hui les mouchoirs plus ou moins grands, plus ou moins beaux ou riches, sont devenus la mise à la mode. Celle des robes est presque aussi variable que pour les dames du bon ton. Les manches, qui avaient jadis des amadis, sont ou entièrement larges et plissées dans le haut, ou en partie étroites dans le bas. Les robes sont actuellement à taille plus longue avec deux bandes de velours au-dessous des aisselles, au lieu d'être croisées; le corsage n'est plus garni de ces larges et longues palettes en bois; mais les buscs et les baleines en rendent encore l'usage dangereux pour les jeunes filles.

Les tabliers de toutes couleurs et d'étoffes diverses se rapprochent de ceux des soubrettes ou des bonnes d'enfants, c'est-à-dire qu'ils sont moins longs et moins larges qu'autrefois.

Il nous reste maintenant à passer en revue les *formes* nombreuses des vêtements des personnes des deux sexes de la haute société de nos grandes et petites villes d'Auvergne.

En commençant par la partie infime, la chaussure, nous verrons que le citadin, dans son dandysme, porte rarement des souliers, qu'il est ordinairement chaussé avec des bottes à cuir ordinaire ou luisant, à talons élevés, ou invention propre à diminuer le centre de gravité et à déterminer des entorses ou des chutes; que sa chaussure d'été consiste dans des brodequins d'étoffe lacés et fort élégants.

Passant de la chaussure au pantalon, nous remarquerons que, confectionné avec des tissus plus ou moins fins et plus ou moins chauds, suivant les saisons, il est ordinairement flottant pour le négligé, et collant et à sous-pieds pour la toilette; ces derniers sont moins en usage depuis quelque temps.

Si nous nous élevons ensuite du pantalon au gilet,

nous trouvons toujours à signaler la toute puissance des caprices de la mode qui en change les formes, de manière à ce qu'il est tantôt fermé sur la partie antérieure de la poitrine, tantôt à châle ou ouvert jusqu'à sa partie inférieure ; ils sont redevenus droits aujourd'hui et à petit collet. Ces alternatives de confection, aidées de l'action des *circumfusa*, peuvent donner naissance à des maux de gorge et à des fluxions de poitrine.

En enregistrant les dénominations d'habit, de redingote, de paletot, de touine, de burnous, de carrick, de manteau, des crispins ou sur-vêtement écourté de paletot, makintosh, et de pardessus de voyage, nous faisons connaître sommairement par là les *formes* diverses qui distinguent la principale partie des riches vêtements de nos élégants citadins, jaloux à l'envi de trouver, avant tout, dans ces différents objets d'habillements une riche élégance réunie à l'habileté de la coupe ou double condition essentiellement applicable à l'habit, au gilet et au pantalon.

Nous ne gagnerons pas la cravate, introduite en France, d'après *Percy*, en 1660, par un régiment de Croates, sans observer que celles qui sont trop hautes ou trop larges et trop serrées, peuvent produire artificiellement des congestions cérébrales. Quelle que soit l'étoffe qui la compose, il importe que, par sa *forme*, elle soit d'une hauteur convenable, qu'elle soit libre ou pas trop serrée, et que l'usage des cols de carton, de crin, de baleine ou de fil de laiton, soit entièrement abandonné.

Les bizarreries de la mode sont encore en lumière pour la coiffure de nos jeunes fashionables qui portent des chapeaux de feutre, de soie ou autres, tantôt à haute ou basse *forme*, avec des ailes grandes ou petites, tantôt à tête arrondie avec de très-larges ailes, et que l'on appelle riflards : ceux-ci, de couleur d'un blanc gris et qui sont toujours en vogue, ont succédé aux chapeaux de paille, de jonc et d'osier qui étaient d'usage en été et que l'on porte moins aujourd'hui, à l'exception toutefois de ceux de paille que leur légèreté et leur fraîcheur fait encore rechercher; les chapeaux à ressorts, dits *gibus*, du nom de l'inventeur, perdent de plus en plus de leur faveur à raison de leur poids, de la compression qu'exercent les ressorts et de l'embarras qu'il y a à mettre ceux-ci en jeu pour abaisser et redresser leurs têtes.

Les casquettes en étoffes légères en été, en drap et en fourrure dans l'hiver, et à formes diverses, figurent toujours dans la mise ordinaire ou le négligé, et elles font ordinairement partie de la coiffure des voyages par suite de leur commodité.

Pour reconnaître et exposer les innovations, les variétés qui ont lieu chaque année et même à chaque saison dans ce mobile empire de la grande fantaisie ou dans la *forme* du costume des dames du bon ton de nos grandes et petites villes, il faudrait connaître et parler le langage des bulletins de la mode, dont la variabilité est telle que nos éloges ou notre critique du moment seraient incessamment superflues.

A ce double point de vue de la toilette des dames, nous reconnaîtrions qu'en 1844 les capotes de satin quadrillées de larges carreaux piqués sans autre ornement qu'un ruban, avaient un cachet incontestable de distinction, tandis qu'en 1845 les chapeaux d'été de crêpe, de guipure, de dentelles, de paille avec la tête relevée, les passes petites et de longs bavolets par derrière pour garantir des ardeurs du soleil, ont eu la priorité en attendant l'adoption de nouvelles éventualités.

Naguère les robes montantes et plates de corsage en alpaga rayé, à carreaux et à pois, et celles de soie unie, étaient en faveur.

L'on voyait aussi en hiver des robes au corsage collant, s'ouvrant en quatre lés séparés et flottant sur une jupe en laine.

Il y a peu de temps, les redingotes à corsage montant ou à revers étaient parfaitement portées les matins.

Actuellement (été de 1846), les robes en taffetas d'Italie, en étoffes de gaze, en foulards, et surtout celles en crêpe de Chine, en étoffes dites *Chinoiseries*, en natte de *Canton*, enfin les robes de taffetas à quatre volants, ont particulièrement la vogue.

Les manches varient comme les corsages; elles sont plates jusqu'à l'avant-bras, et ouvertes au-dessous du bras jusqu'au coude, avec une rangée de boutons et de boutonnières pour les fermer au besoin.

Le règne des mantelets, des écharpes en cachemire broché reprend de nouveau et fait oublier celui des mantilles.

La haute distinction des châles de cachemire de l'Inde ou français les fera encore rechercher à temps convenable, soit comme élégant confortable, soit même comme le fini de l'élégance ou de la richesse (1).

Il nous paraît indispensable de ne pas passer sous silence le *corset* et le *maillot*, qui font partie de l'habillement des femmes et des enfants à la mamelle.

Corset. La raison et nombre d'auteurs, *Buffon* et *Rousseau* en tête, ont cherché à proscrire cette pièce

(1) Notre manuscrit ayant resté à la disposition de l'Académie des sciences, belles-lettres et arts de Clermont, en 1847-1848, où il a été lu en plusieurs reprises, nous n'avons pu nous occuper de donner suite aux formes variables des inventions de la mode pendant ces deux dernières années.

En dernière analyse, il nous suffira d'ajouter qu'il n'existe aucune différence notable entre le costume d'élégance de nos villes et celui de Paris. Nos communications avec cette capitale sont si promptes et si faciles, que les caprices des nouveautés sont de tous les instants importés parmi nous avec la plus parfaite identité.

de l'habillement, mais la mode en a toujours perpétué l'usage avec des modifications qui sont à l'avantage de nos temps modernes, puisque les buscs de nos jours et les tissus élastiques qui les composent sont plus souples, et donnent à cette coquetterie tyrannique la faculté de se prêter plus convenablement aux mouvements continuels du thorax et de l'addomen.

Le corset ou espèce de lien constricteur circulaire de la poitrine et de l'abdomen, bien que modifié aujourd'hui par les corsets en caoutchouc, tend à nuire à la libre exécution de la respiration, de la circulation et de la digestion; de là résultent la stase du sang dans le poumon et le cœur, une prédisposition à l'hémoptysie, aux palpitations, aux anévrismes, à la phthisie, à l'engorgement des tissus, des organes parenchymateux, à des digestions pénibles et laborieuses, etc., ou phénomènes morbides que j'ai pu constater chez deux jeunes demoiselles qui, en serrant fortement chaque jour le bas de leur corset pour amincir leur taille, étaient parvenues à transformer en quelque sorte en sommet la base du cône que représentait la cage osseuse de leur poitrine.

L'usage du corset nuit à l'équilibre entre les deux côtés du corps, en rendant presque toujours l'épaule droite plus grosse que la gauche, par suite de sa plus grande fréquence de mouvements qui lui donne un accroissement plus rapide et plus prononcé.

Dans tous les cas, il devient dangereux d'en faire usage en bas âge ou avant que les organes musculaires et thorachiques aient acquis un certain degré de développement.

Maillot. Cette invention dont la raison a été longtemps à triompher, malgré le langage énergique de *Rousseau* dans son *Emile*, consiste à entourer de langes serrés tout le corps de l'enfant depuis le haut des épaules jusqu'à la plante des pieds, et à assujettir fortement le tout à l'aide d'une large bande, de manière à en former un paquet allongé et inflexible.

De nos jours, MM. Londe *(Traité d'Hygiène)*, et Ratier *(Mémoire sur l'Education physique des Enfants)*, se sont aussi fortement élevés contre l'usage abusif du maillot que le vulgaire considère comme devant triompher de la susceptibilité des membres à prendre une mauvaise direction, et comme propre à empêcher les déviations du tronc, la *cassure des reins*, ainsi que l'articulait par crainte le père d'un enfant auquel M. *Londe* donnait des soins (ouvrage cité).

En emmaillottant un enfant à la mamelle ainsi que le pratiquent assez généralement encore les femmes du peuple de notre département, elles gênent par là les mouvements de son corps et de ses membres inférieurs; elles compriment sa poitrine et son bas ventre de façon à empêcher, à retarder le développement progressif des organes que renferment ces cavités, d'où résultent des dérangements dans les fonctions de nutrition, d'hématose, etc., qui leur sont départies.

3°. *Propriétés physiques des vêtements.* — Pour terminer cet article des vêtements déjà trop long de détails, parfois un peu oiseux, nous noterons la propriété qu'ils ont d'être plus ou moins bons conducteurs du calorique, suivant 1°. qu'ils sont confectionnés avec des matières animales ou végétales; 2°. que les étoffes qui les constituent sont plus lâchement tissées ou plus lisses et plus serrées; 3°. qu'ils sont de couleur claire ou de couleur foncée. L'on peut inférer de la mise en lumière de ces trois chefs de propositions :

1°. Que les vêtements de laine, les fourrures, les ouates sont les *plus mauvais conducteurs du calorique;* qu'ils ont la propriété de maintenir la température naturelle à la surface du corps, de ne point lui communiquer celle du dehors; que cette concentration à la surface de notre corps du calorique qui s'en dégage les rend les plus chauds; ils ont aussi la propriété d'absorber et d'exhaler lentement l'humidité répandue dans l'atmosphère ou la matière de la transpiration; ce qui rend les gilets et même les caleçons de flanelle si nécessaires aux individus qui transpirent abondamment et sont exposés aux vicissitudes de l'atmosphère, à ceux atteints de douleurs rhumatismales, d'affections catarrhales, afin de prévenir, d'adoucir ou modifier les dérangements de la respiration cutanée.

D'après les principes que nous venons d'exposer, les corps les moins conducteurs du calorique devraient être les plus convenables quand la température atmosphérique est supérieure à celle du corps humain ; l'on sait très-bien que dans les pays chauds on a la précaution de se couvrir de vêtements de laine pour être moins incommodé de la chaleur.

Cette habitude, contraire à nos usages, est particulière à l'espagnol qui, pour braver l'ardeur de son ciel brûlant, se drape de sa large couverture de laine.

Par vêtements considérés comme *bons conducteurs du calorique*, l'on doit entendre ceux qui ont la propriété de recevoir, d'admettre facilement ce fluide, de s'en laisser pénétrer, puis de le céder avec la même facilité.

De ce nombre sont les tissus végétaux, tels que le chanvre, le lin, le coton ou matières qui servent à faire différentes espèces de linge et des étoffes diverses.

Leur propriété la plus tranchée, est de se mouiller facilement, de condenser beaucoup d'humidité à la surface du corps ; de se dessécher rapidement en produisant du froid et tous les inconvénients attachés à cet agent nuisible.

Le coton et les matières qui en sont tissues laisse moins échapper de chaleur, absorbe et retient une certaine quantité de transpiration, conséquemment en laisse moins refroidir, et se volatiliser à la surface du corps, que le chanvre et le lin.

Ainsi donc si les chemises faites de ces deux derniers tissus ont en été plus de fraîcheur que celles de percale, elles ont aussi pendant cette saison même le désavantage de laisser refroidir la sueur du corps, inconvénient que ne présentent pas les dernières qui, durant l'hiver, ne nous glacent pas non plus comme celles de toile ou de lin.

2°. Que la manière dont sont tissées les étoffes, contribue aussi très-puissamment à les rendre plus ou moins conductrices du calorique et de l'électricité.

D'après les expériences du célèbre *Rumphort*, les tissus sont d'autant plus mauvais conducteurs du calorique, et conséquemment plus chauds, qu'ils sont plus épais, plus tomenteux, plus hérissés de poils, plus lâchement tissés et qu'ils renferment de l'air dans leurs interstices.

Si l'on renferme du coton ou de la laine cardée entre des pièces de soie, l'on aura un vêtement appelé douillette qui retiendra beaucoup plus de chaleur sur le corps qu'un tissu serré, du même poids, confectionné avec les mêmes matières.

Abstraction faite de la quantité de matière employée, les étoffes à tissus lisses, serrés, fins et compactes et qui ne renferment point d'air dans les mailles de leur tissu sont considérées comme conductrices du calorique, parce qu'elles reçoivent et laissent échapper plus facilement ce fluide et sont par conséquent moins chaudes que les autres.

3°. Que la couleur des vêtements, indépendamment de la manière dont ils sont tissus, apporte des différences propres à les rendre plus ou moins bons conducteurs du calorique.

Les vêtements blancs et de teintes claires réfléchissent la chaleur et ne l'absorbent pas ; ils sont, absolument parlant, moins chauds que ceux de couleur noire, foncée ou rembrunie, qui se trouvent à cet égard dans des conditions opposées.

En conséquence, l'on devra préférer, durant l'été, les habillements de couleur claire, propres à servir d'égide contre les rayons ardents du soleil, et pendant l'hiver, ceux de couleur foncée.

D'après ce principe, les chapeaux blancs et les voiles de même couleur sont préférables aux noirs dans la saison chaude.

§ IX. *Mœurs et croyances religieuses des Auvergnats.* — Nos investigations relatives aux mœurs et croyances religieuses de l'Auvergne, se porteront, 1°. sur les populations de nos montagnes ; 2°. sur celles de la plaine ; 3°. sur les classes élevées de l'une et l'autre contrée.

1re *catégorie*. Si les populations de nos montagnes de l'ouest et de l'est ont conservé en grande partie leur rudesse native et la simplicité de leurs vieilles mœurs dans leurs rapports, leurs devoirs, leurs liens et leurs usages sociaux, c'est que, fidèles à l'antique foi religieuse de leurs pères et aux saintes traditions d'honneur et de loyauté auxquelles ils étaient si attachés, ces populations ont su éviter le contact impur de l'impiété et de la corruption en se livrant habituellement à des pratiques pieuses, qu'elles accomplissent avec une scrupuleuse et édifiante exactitude.

Ces données nous conduisent à reconnaître que c'est moins par une prétendue ignorance superstitieuse que par l'influence moralisatrice d'un sentiment religieux que l'Auvergnat montagnard est porté à la sévérité de mœurs qui le caractérise.

Pour lui, le devoir et la conscience sont ses guides pour surveiller les actes de ses enfants et prévenir les terribles conséquences d'un imprudent amour, qui, entaché d'un déshonneur, rend son indignation extrême, à moins qu'il ne soit réparé par une union légitime.

La rigidité de principe est telle sur ce genre de flétrissure, que dans ces contrées et par un contrôle sévère, le public rend les parents responsables de la faute de leurs enfants pour avoir laissé tomber en défaut leur surveillance active et obligée.

Ainsi donc, dans ces contrées, la vertu règne en souveraine, et l'on n'a pas, ou rarement, à gémir sur ces amours clandestins, qui, dans nos villes, n'empêchent point leurs auteurs de marcher tête levée.

De ces mœurs pures se déduisent naturellement, pour nos populations montagnardes, les actes du vieil honneur du nom de chrétien qui soulevait la poitrine de leurs pères dans l'exercice de leur culte religieux, qu'elles professent elles-mêmes aujourd'hui avec respect et dévoûment, de manière à faire voir que la foi, dans ce temps de scepticisme et d'indifférence, est encore vivante dans le cœur de ces bons Auvergnats montagnards.

En effet, l'accomplissement de leurs pratiques religieuses est mis en regard, chaque jour, par l'observance de la prière, matin et soir, faite le plus souvent à l'église; par celle du récit de l'oraison d'usage, quand la cloche de l'église sonne l'*Angelus;* par l'assistance régulière à la messe et aux vêpres des dimanches et fêtes, et parfois à celles de la semaine où l'on voit le montagnard réciter son chapelet ou lire dans un livre de prières avec ferveur et sans distraction; par son exactitude à observer les préceptes du jeûne et de l'abstinence, par sa bonne tenue et son intercession fervente aux processions patronales ou autres, et notamment à celles de la Sainte-Vierge dont le culte est l'objet d'une dévotion générale en Auvergne; par son empressement et son attention à écouter les instructions pastorales, par ses témoignages catholiques de confessions et de communions répétées ou tout au moins pascales.

D'une application générale, le tableau historique

et fidèle que nous venons de tracer, offre toutefois d'assez nombreuses exceptions parmi les montagnards qui font des pérégrinations annuelles où des excursions fréquentes dans les villes.

Pour ceux-ci, le respect humain, si ridiculement funeste parmi les hommes, éloigne plusieurs d'entre eux de l'unité chrétienne de leurs compatriotes.

2e *catégorie*. Malgré que l'esprit de scepticisme marche vers le progrès en dépit des saines doctrines qui le combattent, nos populations de la Limagne d'Auvergne conservent encore avec des nuances variables des principes de vertu morale plus prononcés dans certains endroits que dans d'autres, et qui, en général, sont moins équivoques dans les villages que dans les villes.

Pour elles comme pour celles de nos montagnes, leurs mœurs publiques et d'intérieur ou privées se dessinent, dans la plupart, par la mise en relief d'une morale civile où la bonté s'allie à la douceur, l'honneur à la loyauté, l'humilité de cœur à la fécondité en bonnes œuvres, et qui définit le devoir sans excuser la passion qui le règle par la conscience, les entraînements de l'équité, et non par les soudaines inspirations des emportements de l'esprit; mais ces deux grands mobiles, le devoir et la conscience, semblent s'éteindre chaque jour parmi nos populations de la plaine.

Pour plusieurs cependant, le devoir paraît un joug dont on ne saurait trop tôt s'affranchir, car il impose des bornes à l'orgueil, à l'ambition, à l'avidité.

Pour d'autres, la voix de la conscience a fini par s'amortir : elle parlait trop haut pour eux, et bientôt peut-être elle ne sera plus à leur usage, par suite de l'influence de certaines doctrines répandues dans le monde, qui insensiblement ossifient le cœur et rendent l'âme insensible.

Malheur à ceux qui laissent éteindre cette flamme sacrée, qui a son foyer dans le cœur!

Sans elle, tout se réduit à de desséchants calculs, à des doctrines matérialistes qu'il est temps de flétrir et de déserter ainsi que ces préoccupations exclusives d'un intérêt qui morcelle et divise tout, énerve l'intelligence et la morale qui font la grandeur des sociétés.

Maintenant, nous dirons avec les moralistes que, pour former les hommes à la vertu, il faut des convictions morales et religieuses, et qu'il n'y a pas de vertu sans conscience, ni de conscience sans convictions.

Ces derniers éléments, une fois développés dans le sanctuaire impénétrable du for intérieur d'un très-grand nombre d'Auvergnats de la plaine, deviennent l'apanage de leurs croyances religieuses, et c'est à l'aide de la liberté de conscience, qui est leur patrimoine comme elle est celui du genre humain, qu'ils professent les sentiments de foi chrétienne qui les animent.

Ne les voit-on pas, en effet, donner généralement des marques éclatantes de christianisme en se livrant chez eux et à l'église à des exercices pieux, en assistant aux messes et aux offices divins, en fréquentant les prônes, les instructions de leur paroisse; en observant les règles de l'Eglise, relativement au jeûne et à l'abstinence; en rendant un culte particulier à la mère de Dieu, aux fêtes de Notre-Dame du Port et d'Orcival; en faisant des œuvres charitables, en couronnant ces différents actes religieux par des confessions et des communions pascales ou plus fréquentes, suivant que la foi catholique est plus vive chez les uns que chez les autres; mais ces caractères de vertus pratiques perdent souvent de leur identité dans les usines, les fabriques, les ateliers où la fleur de la jeunesse se flétrit au contact des discours et des exemples irréligieux.

Nous devons faire remarquer, à la louange des femmes de la Limagne, qu'elles sont en général plus pieuses, plus dévotes, et, pour tout dire, plus chrétiennes que les hommes de cette contrée.

Mais à côté de ce témoignage honorable, est venu figurer aux séances des assises du Puy-de-Dôme, des 22 et 24 mai 1846, un contraste d'une impudeur si dégoûtante, qu'un cri de douleur et d'effroi est sorti de toutes les bouches.

L'on aura longtemps le souvenir des débats scandaleux de ces deux séances, qui avaient pour objet des attentats à la pudeur, et où de petites filles, de huit à dix et onze ans, au lieu de rougir des stygmates de leur flétrissure, ont indigné les assistants en articulant des propos de la plus grande obscénité, en se glorifiant de leur prostitution, en décélant leur crime avec une audace cynique, et lui imprimant par là le cachet d'un débordement complet, bien qu'éloignées de l'âge où il sert de cortége aux passions honteuses et érotiques.

3e *catégorie.* Revue des mœurs et des croyances religieuses des classes sociales élevées de la Basse et Haute-Auvergne ou la montagne.

Les principes de moralité naturelle ou civile que nous avons à signaler chez les personnes des classes élevées de nos contrées, sont d'autant plus remarquables qu'elles ont reçu à profit une éducation complète, qu'elles ont su tirer parti de leurs relations honorables dans la société, qu'elles professent des sentiments religieux et qu'elles en suivent avec ferveur les pratiques. Si, dans leur application, ces quatre conditions de moralité sont à l'adresse d'un très-grand nombre d'individus dont nous ne pouvons, dans ces généralités, préciser les actes d'unité morale et les sentiments d'honneur, comme ceux profondément chrétiens, qui les distinguent, il en est beaucoup d'autres qui, par l'anarchie qui règne dans les croyances, par leur égoïsme dans le cœur, éloignent d'eux cette unité morale et les mœurs pures qui en découlent, au point qu'aujourd'hui, pour la plupart d'entre eux, tout, dans la société, est pour la cupidité et rien pour la vertu, tout pour le présent et les jouissances matérielles, rien pour l'avenir ni pour l'immortel bonheur qu'il nous réserve.

Avec une telle aberration il y a aussi éloignement de sentiments de droit, de justice et d'équité dans les rapports parmi les hommes; éloignement de toute sûreté, de toute confiance, et il ne reste plus que la perspective de la ruine du lien social, ainsi que semblent le faire pressentir les honteux débordements d'immoralité et d'improbité, qui, dans ces derniers temps, 1847, ont d'autant plus affligé les gens honnêtes, que ces maximes corruptrices et de démoralisation profonde sont tombées de haut dans un monde trop facile à les recevoir et à en tirer les conséquences.

Dans cet état de choses, où les consciences ont un tarif marqué d'avance, et où une féodalité nouvelle, plus effrayante que l'antique féodalité, élève un autel au culte du veau d'or, et où le scepticisme compte de nombreux adeptes qui érigent l'indifférence en principe, font leur idole des pompes de la matière et courbent vers la terre, suivant la belle expression de *Benjamin Constant, des fronts qui sont droits et faits pour regarder le ciel*, n'y a-t-il pas tendance au déplacement de la foi de nos pères, nullité de tout sentiment divin, bien que la pensée religieuse soit la vie même des nations.

Quoi qu'il en soit de cette subversion des croyances religieuses, implanté qu'il est sur notre sol par des racines puissantes que l'esprit voltairien, ici comme ailleurs, s'acharne inutilement à déchirer pour en affaiblir l'efficacité, le catholicisme, ce grand livre de la Providence où sont en relief les lumineux rudiments de la véritable philosophie, de la probité sociale et de la morale publique, est, aux yeux d'un très-grand nombre de notabilités sociales de l'Auvergne, l'élément le plus fécond et le plus puissant des sociétés.

Par cette profession de foi, elles reconnaissent 1°. que son action sert de type à la civilisation qui grandit sous son influence tutélaire, au point que chez les peuples modernes, la vie morale s'est éteinte ou ranimée, suivant que sa lumière bienfaisante a parcouru ou abandonné leur horizon ; 2°. qu'il sert de règle à leur conduite, jalouses qu'elles sont, pour la plupart, de remplir leurs devoirs religieux et de satisfaire par là à leur conscience, ou tout au moins de montrer extérieurement un grand respect pour tous les signes et les exercices extérieurs du culte catholique ; 3°. qu'enfin il donne au pouvoir, c'est un fait éclatant et incontestable, cette force morale qui naît de la probité, de la justice des gouvernants et du respect des gouvernés qui ne sauraient être préservés de la tyrannie ignominieuse des passions tumultueuses qui nous débordent, que par l'empire du christianisme qui seul peut placer dans la conscience des peuples, l'appui le plus fort de l'autorité gouvernementale.

En effet, une nation, il ne faut pas qu'on l'oublie, forme un être moral qui trouve le sentiment du devoir, la vie dans des mœurs pures, dans des principes religieux et dans une raison droite ou consciencieuse qui en font l'ornement et la gloire.

Pour corroborer toutes les investigations de ce paragraphe, nous mettrons en regard les préceptes consacrés au culte de la science humanitaire par notre savant et honoré collègue, M. Rudel-Dumiral, dans les dernières lignes de sa brillante et ingénieuse Monographie sur la *propriété* et le *communisme*.

« La religion, dit-il, la propriété, la famille, le pouvoir et la liberté sont pour la société des éléments constitutifs que la raison humaine doit désormais considérer comme autant de dogmes absolus et inviolables. Ces principes immortels seront pour l'humanité, dans les âges futurs, des phares lumineux et tutélaires. »

§ X. *Préjugés des Auvergnats.* — L'on entend par préjugé une opinion vraie ou fausse, adoptée sans avoir été examinée et sanctionnée par la raison, et où l'imagination tend perpétuellement à substituer le merveilleux à la réalité.

Les illusions des sens, l'inattention dans les observations, les explications forcées, les hypothèses et les fausses traditions accueillies avec trop de confiance, donnent naissance à des erreurs qui tiennent à la faiblesse de notre intelligence et qui peuvent être dissipées, en cherchant la vérité à l'aide de la raison; mais les erreurs accréditées par les préjugés sont indestructives, aussi longtemps que les préjugés, qui les soutiennent, conservent leur empire.

Il est de remarque que la superstition, d'origine religieuse ou non, chez nos populations de la plaine et surtout des montagnes, renferme une foule d'erreurs, parce qu'elle repose sur une multitude de faits difficiles à observer, et de traditions pour la plupart inexactes et fausses.

La superstition qui signifie crainte des esprits ou démons, se révèle depuis un grand nombre de générations jusqu'au fond de l'âme, non-seulement dans la grande majorité des peuples, mais encore dans les génies les plus vigoureux, tels que ceux d'un *Pascal*, d'un *Newton*, d'un *Hobbes;* celui-ci croyait à peine en Dieu, et avait grand'peur des esprits et des revenants pendant la nuit.

Or, dans le royaume vaste et enchanteur des illusions, le merveilleux a un attrait irrésistible, et souvent un récit extraordinaire, dans les veillées ou ailleurs, est écouté avec d'autant plus d'avidité, qu'il est plus dépourvu de vraisemblance.

Cette disposition de l'esprit constitue ce que l'on appelle la *foi*, à l'aide de laquelle nos populations et celles de la montagne en particulier croient au *loup-garou*, au *diable* sous la forme d'une *poule noire*.

L'un et l'autre leur apparaissent la nuit comme des ombres, des fantômes, des lutins, qui les jettent dans la plus grande épouvante, suivant que leur imagination troublée assigne à ces prétendus bêtes ou esprits le rôle de messagers de vie ou celui de pâles hérauts de la mort.

Ces superstitions ou prestiges de l'imagination qui s'adressent de préférence aux femmes des populations de nos montagnes et de la plaine, les couvrent encore de nos jours, dans leur commune ignorance, de leur voile d'obscurité, au point de les rendre dupes ou complices involontaires des stratagèmes imposteurs ou déhontés des *sorciers*, des *sorcières*, qui, bien que trompant sans cesse la crédulité publique par leurs turpitudes, trouvent encore aujourd'hui des personnes qui aiment à vivre d'illusions.

J'ai hâte de citer ici un paragraphe de la thèse (1828) du docteur Tachard, de Maringues, dont j'ai reçu naguère l'hommage d'un exemplaire.

Dans cet opuscule remarquable sous plusieurs rapports, il dit que « le peuple est dans notre pays, « comme presque partout ailleurs, crédule et su- » perstitieux par ignorance ; cette crédulité le rend » souvent dupe de ces charlatans, qui lui promettent » la guérison de ses maladies au moyen de remèdes, » la plupart du temps, nuisibles, ou de pratiques » mystiques, et qui ne lui font que trop fréquemment » négliger les véritables moyens curatifs. »

Qui croirait, en effet, que dans un siècle aussi éclairé que celui où nous vivons, il y ait en Auvergne une foule de curieux et surtout de curieuses qui veulent absolument connaître leur *avenir*, leur *bonne aventure*, et qui recueillent avec un avide respect les sentences ou graves prophéties d'une sybille ou femme habile dans l'art de tromper, ou de flatter les passions.

Que dire, en outre, de ces stupidités superstitieuses auvergnates, à l'aide desquelles on exclut, de crainte de malheur ou de mort, la treizième personne des convives d'un repas; de ces sottises qui portent à croire que l'odontalgie revient plus forte qu'auparavant si l'on jette au feu la dent arrachée; de cette frayeur de devenir poitrinaire si, dans un catarrhe, l'on crache sur des charbons ardents; de cette stupidité qui porte à mettre tremper dans l'eau le sang tiré d'un malade afin de rafraîchir celui qui lui reste; de ce préjugé vulgaire de nos campagnes qui attribue au sang menstruel diverses propriétés malfaisantes, telles que de corrompre les viandes, de faire tourner le lait et les sauces, de troubler le vin, de s'opposer à la fermentation panaire.

Nous ne chercherons point à réfuter toutes ces erreurs de l'esprit, que les gens de bon sens apprécient à leur juste valeur, et dont nous ne pourrions désabuser les personnes qui aiment à se repaître d'idées erronées; nous pensons que le *credo quia absurdum* ne peut devenir le symbole de la saine raison où ne saurait se refléter le mirage trompeur de ces rêves dorés ou chimériques hallucinations. L'ouvrage savant du docteur *Brière de Boismont*, intitulé des *Hallucinations*, contient des anecdotes curieuses et intéressantes, empruntées aux rêves, à l'extase, aux prévisions, aux pressentiments, au magnétisme et au somnambulisme, ou aux phénomènes relatifs aux mystères de la psychologie humaine.

§ XI. *Degré d'intelligence des Auvergnats.* — Le germe d'intelligence n'étant pas et ne pouvant pas être d'une conformité identique dans son développement chez tous les hommes, nous aurons à en constater seulement les principes généraux applicables aux différentes classes de nos populations auvergnates.

Nous dirons tout d'abord que l'homme par l'étendue et la capacité cérébrale qui distinguent notre espèce, tire de l'intelligence toute sa grandeur, et même son mode d'existence sur la terre (car il n'agit pas de pur instinct à la manière des bêtes), et qu'il doit être considéré comme le premier des êtres sur notre globe au point de vue des facultés de percevoir, sentir, aimer, vouloir, parler et agir.

Placé qu'il est à la tête du règne animal par sa supériorité d'intelligence et de raison ou don précieux de la divinité qui, en laissant échapper par là un des mystères de la création, remplit le cœur d'une vénération profonde pour la puissance infinie dont elle émane. Il domine en roi toutes les créatures, et s'élève, par la pensée, aux plus hautes contemplations, mettant en œuvre l'intelligence ou le génie que lui a transmis la nature et son sublime auteur, en le douant d'un principe divin qui reçoit, conserve et reproduit en nous les impressions ; qui est indécomposable, indestructible, au sein de cette matière qui, elle-même, se décompose et se détruit.

Cette prérogative est départie aux habitants de l'Auvergne, comme à tous autres, dans des rapports divers, très-variables et relatifs, 1°. aux dispositions innées, individuelles, ou au plus grand développement et à la structure plus parfaite du système nerveux cérébral (1) ; 2°. aux lumières acquises dans la mise en œuvre des études humanitaires, scientifiques et littéraires; 3°. aux passions ou affections habituelles; 4°. au régime alimentaire; 5°. au climat; 6°. à l'âge; 7°. au tempérament.

Sans chercher à sonder la nature immatérielle et immortelle de l'intelligence qui nous éclaire et nous régit, nous dirons que les facultés mentales des peu-

---

(1) « Instrument de l'intelligence, le cerveau est par les organes des sens spéciaux en communication directe avec le monde extérieur, qui lui envoie ses formes et ses qualités physiques et chimiques par le toucher, le goût, l'odorat, la vue, l'ouïe. C'est en lui que toutes ces impressions diverses sont vivifiées pour être perçues par l'intelligence. » (Le docteur Maupied. *Revue médicale*, p. 16. Mai 1847.)

ples de nos montagnes diffèrent essentiellement de celles départies aux populations de la Limagne.

Les premiers, à complexion forte, sèche, non empâtée, à énergie vitale prononcée, à caractère dur, grossier, etc., passent généralement, sauf néanmoins de nombreuses exceptions, pour avoir de l'esprit, de la pénétration, de la vivacité de conception, de l'aptitude, qu'ils tirent d'une organisation robuste et propre au libre exercice et à l'entier développement de l'intelligence, *anima sana in corpore sano.*

Chez eux les droits accordés à la primogéniture peuvent avoir été en partie donnés à la plus grande intelligence des aînés, comme étant le fruit de l'union conjugale des époux, ou condition reconnue indispensable pour allumer la flamme du génie dans un nouvel être.

D'ailleurs, dans ces contrées montagneuses où les mœurs de chasteté sont généralement plus pures que dans la plaine, l'ardeur mutuelle des sexes rendant les jouissances d'autant plus vives, qu'elles sont moins prodiguées, il en résulte des enfants vigoureux de corps et d'esprit.

La proposition soutenue par *Helvétius, que tous les esprits naissent égaux*, est donc une erreur.

Si pour démontrer de nouveau l'incontestabilité de notre argumentation la plus généralement adoptée, nous invoquons l'histoire, nous voyons que la grande vigueur de corps et d'esprit, si générale parmi les

Spartiates, tenait spécialement aux dispositions de mariages institués par *Lycurgue* à Lacédémone.

Ceux-ci, précédés qu'ils étaient d'exercices gymnastiques propres à fortifier les corps des hommes et des femmes, n'avaient lieu, dit *Plutarque* (Vie des hommes illustres), que dans la vigueur de l'âge où l'exaltation amoureuse est à son apogée, et que venait augmenter l'obligation où étaient les jeunes époux de ne se fréquenter qu'à la dérobée, à l'aide de ruses et de stratagèmes propres à aiguillonner leur ardeur mutuelle, et employés par la jeune mariée pour arriver à des jouissances furtives sans la honte d'un décèlement.

En examinant l'exercice de l'intelligence par rapport au climat de nos montagnes, nous reconnaîtrons que sous l'influence de la température de ces lieux élevés et secs, dont l'air se renouvelle facilement par les vents, les forces de l'organisation et de la pensée acquièrent plus de vigueur, de vivacité et d'énergie, à moins d'un froid très-vif ou glacial qui engourdit les organes des sens et enchaîne l'activité du système nerveux cérébral.

Au contraire, dans ces lieux bas et humides des vallées et des gorges étroites de nos montagnes, les fonctions des sens et de l'intelligence languissent par l'affaissement de l'organisation constitutionnelle, surtout lorsqu'il y règne une température humide chaude qui abat et énerve le corps et l'esprit, ou humide froide qui jette l'un et l'autre dans la langueur.

Les dispositions favorables des facultés intellectuelles sont rarement l'attribut des cultivateurs ou paysans de la Limagne, soumis qu'ils sont à des conditions qui s'opposent directement au développement de leur esprit, en donnant de la force matérielle à leur corps, aux dépens de leur intelligence.

Ils n'ont d'ailleurs que le temps de s'occuper des nécessités pressantes de l'existence, ce qui les rend beaucoup moins paresseux que les montagnards, qui sont plus industrieux et d'un caractère plus vif qu'eux.

Ces malheureux, adonnés depuis l'adolescence à des travaux durs, pénibles et constants, ne peuvent, à l'âge de la force et de la maturité, lorsque toutes les facultés jouissent de la plénitude de leur énergie, venir, à l'aide de leur jugement, placer la clé de voûte à l'édifice de leur entendement.

Les œuvres de leurs facultés sont d'autant plus imparfaites, que chez le plus grand nombre les privations, la mauvaise nourriture, le joug rampant de la domesticité et les chaînes humiliantes de la servitude, viennent en aide pour augmenter l'affaiblissement de leur organisation, ou tout au moins celui de la prédominance de leur système nerveux cérébral, d'où résulte un défaut de développement de l'esprit.

Mais parmi nos populations de la Limagne, il est

des artisans chez lesquels les facultés intellectuelles sont développées par l'exercice pratique de conceptions ingénieuses qui brillent d'un éclat relevé dans les arts, les métiers et les manufactures.

De ce nombre sont nos mécaniciens, nos machinistes, nos ébénistes, nos habiles menuisiers et serruriers, nos fabricants d'instruments et autres, nos plâtriers, nos carrossiers, nos peintres en bâtiments, nos tailleurs de pierre de Volvic, etc., etc.

Arrivés que nous sommes maintenant à dérouler le tableau des facultés mentales réunies aux connaissances scientifiques, artistiques et littéraires, qui distinguent les hautes intelligences de l'Auvergne, nous sentons nos forces s'affaiblir et le pinceau nous tomber de la main, tellement la tâche nous paraît difficile.

Pour l'aborder et la remplir très-imparfaitement sans doute, nous nous renfermerons dans des généralités encadrées dans les sept propositions relatées à la page 102 ci-dessus.

1re PROPOSITION. *Dispositions innées des hautes intelligences de l'Auvergne.* — Nous avons déjà dit que, pour avoir une supériorité d'intelligence, il faut avoir été engendré par des père et mère dans la force de l'âge et de la santé et dans l'exaltation conjugale. L'on peut conclure de là que, sans l'action des organes sécréteurs génitaux, il ne peut y avoir développement des forces mystérieuses de l'intelligence, ainsi que nous en trouvons la preuve chez les eunuques, qui sont réduits à une perpétuelle adolescence d'idées et de sentiments.

Ces conditions diverses devant servir de type pour allumer la flamme du génie dans un nouvel être, impliquent avec elles la fausse interprétation de la *mégalanthro pogénésie*, ou l'art de procréer à volonté de grands hommes.

Quoi qu'il en soit de ces allégations plus ou moins spécieuses, nous reconnaîtrons, en dernière analyse, avec les philosophes chrétiens, que le génie est l'enfant de la nature, l'esprit de Dieu qui en est le vrai type, *digitus Dei est hic*, et qui s'imprime plus spécialement en quelques hommes privilégiés par une disposition natale de l'organisation, par cette force organisante et merveilleuse inhérente à l'âme, qui est le siége de la sensibilité, de l'intelligence et de la volonté : le système nerveux n'étant que la condition matérielle de la manifestation de ces trois capacités de l'âme (distinction lumineuse de *Laromiguière*), car, qui dit faculté au lieu de capacité, dit quelque chose d'actif, et la sensibilité, comme l'intelligence et la volonté, sont des phénomènes passifs qui s'exercent dans le temple mystérieux de l'organisme vivant, sans que le flambeau de la science puisse en éclairer les profondeurs.

De telles prérogatives de l'intelligence doivent être rares, et le sont en effet, mais combien n'avons-nous pas à nous glorifier de celles qui se rattachent à la mémoire de nos anciennes illustrations auvergnates, qui ont leur place marquée dans l'histoire, et où figurent avec tant de distinction les Grégoire de Tours, les Sidoine-Appollinaire, les Savaron, les l'Hospital, les Pascal, les Périer, les Chabrol, les Domat, les d'Estaing, les Delarbre, les Sirmond, les Malouet, les Banier, les Delille, les Désaix, les Dulaure, les Favard, les Grenier, les de Pradt, les de Montlosier, etc., etc.

Nous voyons avec orgueil toutes ces gloires illustres, dont nous avons pris soin d'enregistrer les noms, se refléter aujourd'hui sur la génération actuelle de l'Auvergne avec tout l'éclat des lumières et du savoir dans et hors le sein de l'Académie des sciences, arts et belles-lettres de Clermont-Ferrand. Ces images vivantes de haute intelligence, que la crainte de blesser la modestie de leurs auteurs nous a empêché de personnifier, se retrouvent dans plusieurs de nos naturalistes, de nos minéralogistes, de nos géologues, de nos zoologistes, de nos poètes, de nos médecins, de nos jurisconsultes, de nos peintres, de nos architectes, de nos sculpteurs, de nos prédicateurs, de nos littérateurs, de nos agronomes, de notre célèbre compositeur musicien, etc., etc. Les uns et les autres nous donnent la mesure et la preuve des connaissances scientifiques, artistiques et littéraires, qui sont départies à ces hautes capacités que revendique avec orgueil et gloire la province d'Auvergne.

2e PROPOSITION. *Lumières données par l'étude.* — Si l'étude, sans le mode particulier d'organisation, ne peut faire que dans le génie, le centre intellectuel ou sensitif acquiert la supériorité sur les autres facultés; tandis que, dans l'esprit, c'est la sensibilité extérieure ou des sens qui domine; elle facilite singulièrement l'éducation spontanée des organes, l'acquisition des connaissances; ouvre et dispose l'esprit à comprendre, à enfanter la science.

Cette faculté de l'enseignement, applicable aux savants de l'Auvergne comme à tous autres, s'exerce à l'aide de la science des professeurs et du fruit de la lecture des livres où l'enfant, l'adolescent trouvent des matériaux propres à agrandir successivement le cercle de leurs idées, en les emmagasinant d'abord dans la mémoire, et que plus tard leur intelligence saura mettre en œuvre.

Ces premières impressions, qui tirent toutes leurs richesses de la mémoire, se rectifient ensuite par le jugement, la réflexion, l'attention, la méditation, sous l'influence de la plus ou moins grande activité, propre de l'organe cérébral; mais le trop grand accroissement de celle-ci peut prendre de l'ascendant dans l'économie, par l'affaiblissement des autres systèmes d'organes, et donner lieu à une grande précocité de l'intelligence, à une vivacité d'esprit, et même à une étendue de jugement qui, dans le jeune âge, en imposent au point d'accréditer ce proverbe vulgaire : *Cet enfant ne vivra pas, il a trop d'esprit.*

Ce signal de la décadence des autres fonctions du corps était remarquable d'une manière manifeste chez notre illustre *Pascal*, qui était d'un génie si avancé à douze ans, d'une santé subséquente si délicate, et d'une faiblesse d'esprit si étrange à trente-huit ans, époque de sa mort.

Il ne faut donc pas trop de précocité d'esprit chez les enfants, ni la solliciter, de crainte de l'empêcher de mûrir en son temps ; d'ailleurs le but de l'étude doit être de concentrer, de recueillir cette activité de l'organe cérébral, cette dissipation de l'intelligence qui, dans la jeunesse, s'épanche inconsidérément au détriment des autres facultés mentales.

3e PROPOSITION. *Influence des passions sur le système intellectuel.* — Nous avons déjà fait remarquer combien l'amour exalté par la continence, allumait cette chaleureuse fièvre du génie en excitant le développement de l'esprit, et donnant par suite de la noblesse aux sentiments, de l'héroïsme à la pensée. Celle-ci est aussi toujours tenue en haleine par les passions vives de l'enthousiasme, de la gloire, de l'ambition, de la grandeur, de l'élévation, de l'admiration; elle est étreinte au contraire par la tristesse, la crainte, la frayeur, la terreur, l'égoïsme, etc. (1).

---

(1) Nous éprouvons une glorieuse satisfaction d'avoir à noter ici des remarques très-importantes sur le siége des passions

Les premières de ces passions font germer des idées fortes, généreuses, pleines de courage et de grandeur d'âme en se trempant dans le caractère individuel dont elles reçoivent la fermeté, l'énergie, et dont elles prennent en quelque sorte la couleur au point que, suivant quelques philosophes, c'est du cœur que jaillissent les grandes pensées comme foyer de nos sentiments intérieurs, source féconde des passions qui nourrit le génie de sa sève et lui donne la vie.

Les secondes amaigrissent le corps, rendent rêveur, mélancolique; éteignent l'intelligence, l'ardeur, la fierté de génie; diminuent la capacité de l'âme ou

---

et qui se trouvent consignées dans l'opuscule scientifique sur les fièvres primitives que vient de publier notre beau-frère, le docteur Hugon, du Crest, enlevé naguère à la science.

« C'est, dit-il, dans la poitrine et dans les régions abdominales que se font ressentir les passions; c'est dans ces cavités que se trouvent plus principalement les organes nombreux des fonctions essentielles au maintien de la vie, et auxquelles se distribuent les nerfs du grand sympathique.

» Aussi, voit-on, à la suite des passions violentes, intervenir des lésions organiques du cœur, des poumons, de l'estomac, du foie, de l'utérus, etc.

» Ainsi, les passions, qui ont évidemment leur siége principal dans le système nerveux organique, ébranlent les nerfs ganglionnaires, et produisent par là aussi une foule de maladies.

» Les grands mouvements de l'âme, en ébranlant trop violemment le système nerveux ganglionnaire et ses générateurs, peuvent même occasionner la mort d'une manière plus ou moins prompte. » (*Théorie des fièvres primitives*, p. 102 et 103. Clermont-Ferrand, 1847.)

de nos facultés en affaiblissant l'énergie propre et originelle du système nerveux intérieur, qui est imprimée de naissance aux hommes de génie plus qu'aux autres hommes.

Ce privilége, auquel s'attache la création spontanée des jets libres de la pensée, fait que tel individu excellera dans la poésie où se trouve en lumière le génie d'*inspiration*, tel autre dans les mathématiques, etc., où se décèle le génie de *réflexion*.

4e PROPOSITION. *Influence du système digestif et du régime sur les facultés intellectuelles.* — Il est de remarque générale que la faiblesse de l'appareil nutritif et de la sensibilité du centre épigastrique, où se distribuent les nerfs trisplanchniques, sont des conditions favorables au développement de l'esprit; c'est-à-dire, en d'autres termes, que la faiblesse de l'appareil digestif fait la force du système cérébral, d'où résulte une plus grande intelligence, généralement parlant.

Cette faculté plus grande de penser, de sentir, est au contraire d'autant plus affaiblie, que l'on mange davantage, ou que les aliments sont de plus difficile digestion.

Si, dans l'état de plénitude de l'estomac, l'on veut mettre en jeu la puissance nerveuse du cerveau par la méditation, alors les fonctions digestives sont interverties ou suspendues.

Ainsi donc, rien ne s'oppose davantage aux opérations de la pensée, que l'acte digestif, *et vice versâ*.

L'exaltation intellectuelle et momentanée que cause le vin, les spiritueux et autres boissons enivrantes, démontre la grande influence du système digestif sur le cerveau.

Cette transmission rapide à l'encéphale, et qui détermine l'ivresse ou des troubles d'esprit, s'opère par les communications des nerfs trisplanchniques avec ceux de la moëlle épinière qui est elle-même un prolongement du cerveau.

Il faut déduire de cet exposé, qu'un régime sobre est plus favorable à la faculté de penser qu'une alimentation trop abondante ou indigeste, parce qu'alors l'estomac n'ayant pas besoin d'attirer tant de forces pour l'action digestive, laisse le cerveau libre et ne gêne pas l'exercice de la pensée.

D'ailleurs, qui n'a pas remarqué qu'à raison de la vacuité de l'estomac, l'esprit est plus libre et plus net les matins qu'à tout autre moment de la journée.

5e PROPOSITION. *Influence du climat sur les facultés mentales.* — Dans nos contrées, la belle saison ou l'été, qui rallume le feu du génie, met en évidence l'empire du climat, au point que l'on voit plus d'hommes spirituels et de fous sous les cieux méridionaux que dans les régions froides.

Néanmoins, tous les esprits ne sont pas frappés d'inactivité dans les temps froids, puisqu'il est des hommes de génie, tels que *Descartes*, qui sont plus capables de productions intellectuelles en automne et en hiver que dans les grandes chaleurs.

Des contrées trop froides, comme nos hautes montagnes en hiver, ou trop brûlantes, comme notre Limagne dans les fortes chaleurs de certains étés, s'opposent à l'épanouissement des facultés intellectuelles; c'est donc au sein des régions tempérées ou dans les saisons ni trop chaudes ni trop froides, que les talents les plus ingénieux pourront le mieux éclore.

Ainsi donc, dès qu'une chaleur habituelle brûlante abat le corps et l'esprit, rend somnolent, énervé, paresseux, et qu'un froid vif et glaçant étreint le corps, engourdit les organes des sens et enchaîne l'activité cérébrale, les saisons plus douces du printemps et de l'automne, pendant lesquelles ne soufflent point ces vents chauds et accablants du sud ou du sud-ouest, seront conséquemment les plus favorables au développement de nos facultés intellectuelles.

6e PROPOSITION. *Influences de l'âge sur les facultés mentales.* — L'enfance, par sa complexion à tissu lâche, mou, flexible, qui la porte à recevoir facilement les impressions des sens, est d'une mobilité qui fait que ses pensées se partagent sur divers objets, qu'elles sont disséminées et comme étalées, de manière à ne pouvoir être profondes.

En se réfléchissant sur le cerveau, ces sensations extérieures s'emmagasinent dans la mémoire qui recueille des matériaux dont l'intelligence et le jugement feront leur profit à l'avenir.

La mémoire ainsi ornée de toutes ces richesses du dehors, à l'aide des organes des sens, qui, par l'intermédiaire du système nerveux, transmettent au cerveau les impressions qu'ils ont reçues, il est rationnel de penser que c'est dès la première jeunesse que les fondements de nos connaissances se creusent et s'enracinent, à proprement parler.

Ces premières impressions perçues dans la jeunesse se gravent tellement dans la mémoire, qu'elles subsistent souvent encore dans la vieillesse, qui se les retrace avec facilité, tandis qu'alors les plus récentes s'effacent promptement chez elle.

Mais arrive l'adolescence, cette époque de la puberté, qui allume le feu de l'imagination et fait dominer celle-ci en souveraine, au point qu'alors les idées deviennent impétueuses, exaltées, pleines de verve et de confiance, par une alliance des sentiments du cœur avec l'ardeur de l'esprit.

C'est l'âge où l'on voit éclore les talents, et surtout ceux de la poésie, de la peinture, de la musique, parce que, d'une part, les beaux-arts tiennent essentiellement à l'imagination, et que de l'autre, plus le cœur concourt avec l'esprit, plus il y a d'unité et de génie.

Riche qu'il est des trésors de la pensée, l'homme arrivé à l'âge de la maturité ou de consistance (de 30 à 50 ans), jouit de la plénitude de ses facultés et tire de sa mémoire les matériaux de ses combinaisons, pour faire servir son jugement et sa raison à rectifier, à régler l'ardeur de l'imagination de sa jeunesse. Devenu alors moins sensible à l'extérieur, il se trouve dans les conditions d'une méditation plus ou moins profonde. Dans la vieillesse, l'affaiblissement de l'activité organique tend à faire décroître les facultés de la mémoire et de l'imagination; mais alors la justesse du jugement, comme la froide et judicieuse raison, se fortifient sans cesse par l'expérience, et donnent au vieillard tous les attributs de la prudence.

De tous ces raisonnements, il faut conclure que le jeune homme est plus apte à inventer, le vieillard à juger; l'un est mobile, l'autre tient à ses opinions. Celui-ci ne veut pas assez quand l'autre désire trop. Dans l'un il y a trop de confiance, et dans l'autre trop de défiance, par une timide circonspection, d'où il résulte que ces deux extrêmes sont moins propices à l'exercice des fonctions intellectuelles, que l'état intermédiaire de l'âge mûr dans lequel l'âme agit avec toute la perfection de ses facultés.

7e PROPOSITION. *Influence du tempérament sur les facultés intellectuelles.* — Si parmi les classes du peuple de l'Auvergne il est des complexions grossièrement charnues où se trouve comme enfoui leur système nerveux, ou dans lesquelles il y a abondance de sucs lymphatiques qui dénotent une sensibilité obtuse, une intelligence peu active, il en est un très-grand nombre d'autres où la prédominance du système sanguin artériel comporte avec elle une mobilité, une instabilité, une sensibilité extérieure qui exclut la profondeur des pensées, la concentration de l'intelligence, etc., comme étant l'attribut du tempérament *sanguin*. Mais, bien que ce tempérament soit plus particulièrement le partage de nos populations auvergnates des montagnes et de la plaine, il est aussi celui de nos classes sociales plus élevées, et il a pour cortége une grande flexibilité de l'esprit, des conceptions superficielles, une légèreté de réflexions, des formes gracieuses et polies d'urbanité, de galanterie, une heureuse propension au bel esprit et aux charmes de la sociabilité.

Ces productions du tempérament sanguin, doué surtout d'une plus ou moins grande susceptibilité nerveuse, sont spécialement remarquables chez les personnes jeunes, maigres, sanguines, à peau fine, à couleur blonde, à poitrine délicate, etc.

Les habitants d'Auvergne, qui se distinguent par un tempérament *bilieux*, ont une grande activité cérébrale, d'où résulte beaucoup d'énergie dans les idées, de pénétration dans la pensée et de développement de toutes les ressources de l'intelligence.

Ils allient la vivacité d'esprit aux sentiments d'indépendance, de despotisme ; les saillies d'une imagination ardente portées à la ruse, à la fourberie ;

ils cherchent à éblouir par l'éclat, à dominer par l'audace, à entraîner par la chaleur d'une vive éloquence, par le sublime du génie, sans en avoir toujours la profondeur et la solidité.

Quand cette complexion est mixte ou nerveuse, sensible et délicate, elle devient propre aux beaux-arts, et aux grands talents quand elle est mâle et virile. Dans tous les cas, elle a plus besoin de frein que d'éperon; car elle annonce un jugement plus rapide que sûr. Son empreinte originelle d'exaltation, d'emportement peut être augmentée, ou effacée par les frottements sociaux qui modifient plus ou moins les impressions extérieures.

Il est un autre tempérament qui porte avec lui les caractères d'une conception lente, d'une méditation profonde, d'une tristesse taciturne, c'est le *mélancolique*.

Celui qui en est doué est peu sensible aux impressions extérieures; il est tout recueilli à l'intérieur, ou continuellement pensif, rêveur; il est disposé à des imaginations chimériques ou concentrées sur un seul objet par l'extrême sensibilité de son cerveau, qui parfois les exagère, les agrandit, comme cela a lieu dans les songes en l'absence de toute sensation; enfin il est très-studieux, et centralise par la réflexion un foyer de sentiments, de chaleur et d'intelligence, de telle manière que quelquefois la lumière du génie éclaire celle de la folie, et confirme cet adage qu'il n'y a point de grand génie sans mélange de folie.

Applicable exclusivement à quelques personnes des classes sociales élevées de l'Auvergne, le tempérament nerveux à sensations vives et légères, est l'apanage de ces constitutions des deux sexes éminemment grêles, maigres, sèches, sensibles, mobiles, nerveuses, hypocondriaques, hystériques.

A ces conditions de complexion se rattachent une vive sensibilité extérieure, une exaltation des fonctions du système nerveux cérébral, une mobilité nerveuse, générale, une vivacité d'esprit avec des caractères de délicatesse, de grâce, de piquant, ou de finesse de réflexions, d'idées légères plus prononcées chez nos femmes d'esprit que chez nos savants auvergnats, qui ont des idées d'une teinte plus foncée, des conceptions d'esprit plus élevées ou plus profondes.

Cette empreinte du vrai génie, par sa touche de sublimité et d'énergie virile, est ineffaçable des productions de l'homme savant ou à grands talents; d'ailleurs par sa force d'organisation, il acquiert la supériorité au moral comme au physique sur celles de la femme d'un esprit supérieur, bien que ces productions soient plus agréables par les tours fins, délicats et pleins de charme de son sexe, qui sortent de sa plume.

Mais ne voulant point abjurer toute galanterie française, nous dirons qu'il existe des exceptions à cette règle générale, puisque Mme *Dacier* et bien d'autres nous fournissent l'exemple d'un talent éminent et égal à celui de l'homme de génie.

Dans toutes ces considérations relatives à l'influence des tempéraments sur les facultés mentales, il est facile de reconnaître les nombreuses variétés d'esprits et de génies qui résultent des mélanges des constitutions dont les maigres, sèches et sensibles, sont les plus spirituelles en général, de telle façon qu'il y a plus de femmes d'esprit et plus d'hommes de génie.

Il sera facile aussi de comprendre comment les études et les méditations développent et concentrent l'intelligence, et comment la non application, la dissipation d'esprit produisent le contraire.

§ XII. *Degrés de civilisation des Auvergnats.* — Si la civilisation n'a pas progressé de nos jours dans nos montagnes comme dans la Limagne, c'est que ces contrées, plus rapprochées de l'état de nature, sont plus vierges en quelque sorte de ces frottements, de ces déchirements sociaux plus ou moins subversifs des mœurs, des devoirs, des droits, des rapports individuels, que celles de la plaine.

Ces populations montagnardes, ayant su sauvegarder davantage leurs croyances religieuses qui ont une influence tutélaire et directe sur les errements de la civilisation, sont restées stationnaires dans leurs habitudes graves et positives, dans leurs mœurs simples, et sont comme encroutées dans leurs routines, au point qu'elles n'ont pas su profiter de l'élan donné à l'agronomie en particulier.

Cette remarque se trouve consignée dans la thèse inaugurale déjà citée du docteur Tachard, de Maringues, par rapport aux paysans de la Limagne.

Ce savant confrère observe que « l'habitant de la » Limagne suit machinalement son habitude dans » ses procédés agricoles, et cherche rarement de de- » voir à l'industrie ce qu'il peut obtenir d'un travail » opiniâtre. »

Mais bien que plongées, disons-nous, dans leur ignorance aveugle ou leur impéritie, elles ne savent pas moins, à l'aide des observations de l'expérience, suppléer aux procédés économiques et éclairés des innovations par un travail pénible en rapport avec l'ingratitude ou l'aridité de leur sol, de telle manière que la ténacité de leurs labeurs les met également en possession et jouissance de belles et florissantes récoltes, quand les intempéries du climat ne sont pas trop nuisibles.

S'il est vrai de dire que lès bienfaits de l'instruction, répandus par 389 écoles publiques et privées pour tout le département, ont déjà pénétré dans nos montagnes, et y ont plus ou moins porté le flambeau des lumières, il l'est aussi de reconnaître que ce premier élément de civilisation sociale, propre à servir d'instrument moralisateur, est peut-être trop répandu aujourd'hui dans toutes les classes du peuple de la Limagne, puisqu'il en résulte malheureusement de très-nombreuses subversions de conditions.

En effet, cette éducation première, d'un si puissant secours pour développer l'intelligence, tend à imprimer insensiblement à beaucoup d'enfants de nos villes et de nos campagnes, le dégoût pour les travaux de la terre, et les porte à prendre des métiers, qui, à raison de la grande concurrence dans chacun d'eux, peuvent les plonger plus tard dans les tourments de la misère, tandis que l'agriculture reste privée des bras qui lui étaient destinés et dont elle apprécie de plus en plus le vide pour ses nombreux besoins.

Dans cet état de choses, nous formons des vœux pour que la loi sur l'enseignement actuellement en projet, puisse transformer et vivifier les générations présentes et futures par l'élan de la liberté que réclament généralement les pères de famille pour l'instruction de leurs enfants, sans déroger aux prérogatives de l'Université.

A côté de cette espèce de décadence de la civilisation dans nos contrées, de cette plaie qui menace de ruiner d'un même coup l'agriculture et le commerce, la première par l'épuisement, le second par une concurrence anarchique, résultat de l'encombrement, n'est-il pas rationnel de mettre aussi en ligne de compte la progression du luxe effréné qui domine aujourd'hui toutes nos classes sociales, et les enveloppe dans un tourbillon qui pourra entraîner à sa suite les mœurs et les fortunes.

N'avons-nous pas aussi à signaler cet entraînement de dépenses, quelquefois superflues et souvent onéreuses, faites dans les restaurants et les cafés de nos grandes et petites villes, où d'ailleurs la passion du jeu, fille de la cupidité, suit sa marche envahissante, et fait cueillir à ses adeptes les fruits amers de bien affligeants mécomptes.

Chaque siècle a sa moisson, et le nôtre, au lieu de glaner dans le champ de ses devanciers, et d'y cueillir les fruits d'une modeste simplicité qui en faisait l'apanage, étale avec pompe des penchants de prodigalité en tous genres, d'où naissent, pour les classes inférieures, les difficultés matérielles de l'existence, et pour les classes élevées, le froissement des intérêts individuels, qui par là se trouvent plus ou moins compromis.

Mais, à côté de ce sombre tableau, applicable à notre époque, figurent parmi nous des progrès réels de civilisation propres à être cités.

C'est ainsi que nous avons à enregistrer cette urbanité plus grande, cette politesse choisie des manières dans les bals ou autres réunions sociales, cet élan de bon goût et élégant de la toilette, cet entrain jovial et recherché des soirées, ce bon ton de la courtisanerie fashionable, ce mouvement de luxe des voitures, des chevaux ; cette richesse d'ameublement, de vestiaire, etc., qui distinguent à un haut degré les notabilités sociales de notre province.

Parmi nos classes inférieures ou populeuses, il est aussi des rapports de langage et de sociabilité moins abruptes, des manières moins embarrassées dans le maintien, dans les exercices joyeux de la danse sous ses différentes formes, de contredanses, valses, montagnardes, bourrées, ces deux dernières étant appelées danses auvergnates ; des formes d'habillement plus légères ou moins alourdissantes, des recherches de propreté individuelles et des habitations plus appréciables, des dispositions outilières plus convenables pour la culture des champs, des mouvements de commerce et d'industrie plus étendus.

Ceux-ci sont d'une importance bien supérieure dans nos villes de commerce et d'entrepôts (Clermont, Thiers et Ambert), et dans celles où gisent des manufactures, des usines, des ateliers, qui leur donnent une prospérité industrielle de plus en plus croissante.

Si les logements de nos classes supérieures offrent généralement des conditions de salubrité plus prononcées qu'autrefois, ceux du peuple, même dans les campagnes et dans la plaine en particulier, présentent aussi en général des rapports hygiéniques plus favorables que dans les temps plus reculés.

Quant à l'alimentation des classes ouvrières dans nos villes et à celle des cultivateurs dans nos campagnes, elle est aujourd'hui, pour les uns et les autres, plus confortable que jadis.

Dans ces différents états de choses, et à travers tous ces mirages trompeurs d'élégance, de brillant, de futilité et de folle vanité, nous aurons cependant à conclure que, dans notre département, nous marchons dans une ère de civilisation progressive qui porte avec elle le cachet d'un grand nombre d'améliorations sociales, propres à lui donner une vie nouvelle.

Il nous reste maintenant à traiter les trois dernières propositions du chapitre premier de notre travail, ou celles relatives à la longévité, à la proportion des sexes et à celle des naissances et des décès des habitants de l'Auvergne; mais nous étant trouvés dans l'impossibilité d'obtenir des différentes mairies de notre département des renseignements statistiques sur chacune d'elles, nous avons été dans l'obligation expresse de les passer sous silence.

DEUXIÈME PARTIE.

CHAPITRE II.

CONDITIONS DES CONSTITUTIONS ATMOSPHÉRIQUES DE L'AUVERGNE.

Pour arriver à reconnaître et à apprécier les phénomènes météorologiques de l'atmosphère dans notre département, nous citerons d'abord, et seulement pour mémoire, les noms caractéristiques qui ressortent, soit des propriétés physiques de l'air dans les simples rapports de sa fluidité, de son élasticité, de sa compressibilité et de sa pesanteur ; soit de la composition de ce fluide, déterminée dans la proportion généralement admise de 0.21 de gaz oxigène, servant à entretenir la respiration ; de 0.78 de gaz azote, et d'environ 0.01 de gaz acide carbonique.

De cet exposé rapide, ou de simple indication, nous passerons aux considérations relatives aux effets de l'air sur l'organisation vivante dans notre climat, et qui se résument dans les rapports, 1°. de sa température suivant les différents degrés de chaleur et de froid ; 2°. des effets de sa propriété conductrice du calorique, combinée avec la lumière ; 3°. de son état d'humidité et de sécheresse; 4°. de ses vicissitudes du froid et du chaud, de l'humidité et de la sécheresse; 5°. de son état électrique; 6°. de ses impressions relatives aux vents, aux pluies, aux rosées, aux brouillards et aux gelées.

§ I. *Effets de la température de l'air en Auvergne.* — Le calorique libre qui contient l'air en quantité variable, qui a une action directe sur le thermomètre, et qui est la source de la température atmosphérique, est constamment associé à la lumière solaire.

Celle-ci, en échauffant la surface de la terre, qui communique son calorique aux couches les plus voisines de l'atmosphère, élève d'autant plus la température atmosphérique, que ses rayons sont plus perpendiculaires; et par contre, sa diminution d'action est en rapport avec le degré plus ou moins grand d'obliquité des rayons du soleil et de la durée plus ou moins prolongée de cet astre sur l'horizon; d'où cette conséquence que la température de l'air varie avec les saisons de l'année.

C'est de ces données théoriques que découlent, dans notre climat, les termes de la plus grande chaleur en juillet et en août, dont le degré est de 26 à 30 au-dessus de zéro, thermomètre de *Réaumur*, et ceux des plus grands froids en décembre et janvier, qui ne dépassent point 12 à 15 degrés au-dessous de zéro, même thermomètre.

Année commune, la moyenne est de 6 à 8 degrés au-dessous et de 22 à 24 au-dessus de zéro.

Les effets de la chaleur de 28 à 30 degrés sur l'économie animale, d'après les expériences de M. *Delaroche* (dissertation de 1806), se traduisent par le relâchement des solides, l'expansion des fluides, une transpiration plus abondante, une sueur spontanée, d'où résultent la soif, la rareté et la plus grande coloration des urines, par suite de l'abondance de la transpiration et de l'évaporation.

Il y a de plus lenteur des mouvements, trouble des fonctions digestives et moins d'appétit que de soif.

Ces phénomènes physiologiques sont variables suivant l'état de repos ou de mouvement, de faiblesse ou de force du corps, suivant les âges et les habitudes individuelles.

Quant aux effets du froid, dans nos contrées comme ailleurs, ils sont subordonnés aux mêmes circonstances individuelles que celles que nous venons de relater pour la chaleur, et aux termes plus ou moins élevés de ses degrés de violence, ainsi qu'à ceux de l'activité dynamique plus ou moins prononcée de l'organisation.

Si l'impression sur nos corps d'un froid modéré et sec augmente leur énergie vitale et les rend dispos et alertes, il n'en est point ainsi de celui qui dépasse 5 degrés au-dessous de zéro, ou d'un froid excessif qui est plus pénétrant quand il est humide ou accompagné d'un vent très-vif ou glacial.

Son action, dans ce cas, se dessine par la rigidité des membres, par la stase, ou l'élimination du sang dans les vaisseaux cutanés, qui donnent une couleur pâle ou violette à la peau ; par un saisissement et un engourdissement de tout le corps ; par une atteinte profonde des organes de la sensibilité ou de l'innervation, d'où dérive cet axiome d'Hippocrate : *Le froid est l'ennemi des nerfs* (Aphor. 18, section 5) ; par un sommeil tranquille, d'où l'on passe successivement et par degré de la vie à la mort.

Il est reconnu en outre que les vents, les pluies, les vapeurs dont l'air peut être chargé, et autres circonstances inconnues, déterminent des changements et des variations dans la température atmosphérique, en modifiant sa pression, sa pesanteur spécifique et sa densité.

Toutes choses égales d'ailleurs, la température est plus basse en été et plus froide en hiver, dans nos montagnes, couvertes de neige pendant cinq mois de l'année, que dans la plaine de la Limagne, et les variations atmosphériques y sont plus sensibles et plus répétées.

Cette différence de diminution de température est encore plus appréciable par rapport aux montagnes, dont les plans sont inclinés au nord, comparées à celles qui présentent toute autre exposition. Néanmoins, la Limagne, par sa position géographique ou entourée qu'elle est de hautes montagnes, se trouve exposée elle-même à des passages brusques, du chaud au froid, et du froid au chaud, surtout à la suite de certains orages, et même dans presque toutes les saisons.

Ces variations soudaines de température sont encore plus remarquables à Clermont que partout ailleurs, à cause de sa plus grande proximité de la chaîne des montagnes du Puy-de-Dôme.

A ces conditions météorologiques si variables sont attachées de nombreuses affections catarrhales, rhumatismales, phlegmasiques, parenchymateuses, pyrexystiques, névralgiques, etc.

§ II. *Effets de la propriété conductrice du calorique de l'air combiné avec la lumière.* — L'action de la chaleur et de la lumière réunies produit des phénomènes qui sont subordonnés aux circonstances et aux proportions dans lesquelles elle agit.

En effet, quand l'insolation est modérée, son influence directe ne se borne point à exciter l'activité propre de nos organes; elle augmente leur énergie que ne ressent point ou peu un homme vigoureux et bien portant, et qui est très-appréciable pour les personnes faibles convalescentes ou scrofuleuses dont elle fortifie la constitution.

Quand l'action des rayons du soleil est plus vive et concentrée, que ceux-ci dardent et frappent sur un point déterminé de la peau, il en résulte un érysipèle improprement appelé *coup de soleil*, qui, s'il est intense, peut agir sur les organes intérieurs par voie d'irritation sympathique, et sur le cerveau en produisant une méningite si la tête a été le siége de sa direction.

D'après les exemples rapportés par M. Delaroche (*dissert. citée*), l'on a vu succomber des hommes par l'action seule de la chaleur du soleil dans des contrées et des saisons chaudes.

Il est en outre un mode d'action intermédiaire départi à la chaleur et à la lumière réunies, et dont les effets se traduisent par la différence de couleur des parties du corps exposées à l'air et au soleil d'avec celles qui sont constamment couvertes par nos habillements.

§ III. *Effets de l'humidité et de la sécheresse de l'air.* — La source de l'humidité atmosphérique résidant dans la propriété météorologique que possède l'air de s'emparer de l'eau en évaporation avec laquelle il est en contact, sa quantité et la nature de ses principes doivent nécessairement varier suivant les saisons, les climats, la proximité des eaux courantes et stagnantes, etc.

En effet, et pour ne citer qu'un seul exemple, quelle différence n'y a-t-il pas entre l'air humide et vivifiant répandu dans les forêts les matins, et celui chargé des miasmes délétères qui s'exhalent de nos marais et des eaux stagnantes ?

Il est d'observation générale, en histoire médicale, que l'humidité atmosphérique qui est ou qui est devenue étrangère à notre corps, et dont la température est toujours inférieure à la sienne, exerce sur lui une influence marquée.

Les caractères de cette influence ressortent d'un relâchement, d'un ramollissement des fibres, de la diminution de la transpiration, de l'accroissement de l'action du chaud et du froid sur l'organisation animale, de la diminution de la soif et des facultés digestives, de l'augmentation proportionnelle de la sécrétion urinaire, de celle des membranes muqueuses que décèlent le larmoiement, le besoin de moucher, de cracher, d'une prédisposition aux catarrhes pulmonaires, aux affections rhumatismales aiguës ou chroniques; au croup quand l'humidité est jointe à un certain degré de froid; aux fièvres intermittentes lorsqu'elle renferme les émanations marécageuses de plusieurs points de la Limagne.

A ces phénomènes divers et propres en grande partie à toutes les localités de notre département, peuvent se joindre les conséquences inhérentes à l'humidité qui ont pour objet d'accélérer les décompositions spontanées, la putréfaction, et de donner accès aux scrofules, aux engorgements et aux ulcères atoniques, au scorbut selon le degré et la durée de son action et les dispositions individuelles.

Contrairement à l'humidité froide, l'humidité

chaude a des propriétés avantageuses dans les inflammations et spécialement dans la péripneumonie, les exanthèmes cutanés, les affections rhumatismales, etc.

La faculté du cheveu dont est formé l'hygromètre de *Saussure* ou de tout autre composé de cordes à boyaux, peut servir de terme de comparaison à l'effet de l'air humide qui relâche nos fibres et à celui de l'air sec qui les resserre; mais cette dernière propriété en augmentant la force contractile de la fibre, accroît en même temps l'activité de nos corps au lieu de les rendre inactifs comme la première.

A ce point de vue, la situation élevée de nos montagnes où l'air est plus sec ou plus dépouillé généralement des vapeurs humides, donne à leurs habitants une physionomie de force musculaire, d'énergie vitale, de fraîcheur, de santé et de courage qui forme un contraste marqué avec la constitution et la faiblesse plus générale des habitants de notre Limagne, plus exposés aux émanations humides de nos plages marécageuses, des fossés couverts d'eau qui la sillonnent et des rivages comme de la surface de l'eau des rivières qui la parcourent.

Quoi qu'il en soit de ces différences notables des effets de l'humidité comparés à ceux de la sécheresse, si celle-ci offre des avantages aux personnes débiles, cachectiques, et dans les maladies atoniques, elle a aussi ses inconvénients en ce sens qu'un air très-sec est nuisible aux tempéraments nerveux, et surtout aux phthisiques.

§ IV. *Des vicissitudes de l'air chaud et froid, humide et sec.* — Après avoir reconnu, dans les paragraphes précédents, que les températures de l'air ne sont réellement nuisibles qu'autant qu'elles sont excessives, nous allons passer à l'examen des effets de leurs vicissitudes :

La plus nuisible est celle du chaud au froid, et surtout du chaud au froid humide; son intensité dans les deux cas est subordonnée au plus ou moins de rapidité avec laquelle elle s'opère si souvent dans nos contrées.

En effet, du passage subit du chaud au froid, résultent une irritation de la peau qui se contracte avec un sentiment de douleur locale, un ébranlement spasmodique du système nerveux consécutif, à cette irritation qui détermine le frisson, lequel se propage par une communication très-rapide de l'extérieur à l'intérieur, et principalement aux parties les plus sensibles, les plus faibles ou déjà malades.

C'est ainsi que les rhumatisants, les goutteux, ceux affectés de catarrhe chronique de la vessie, ceux qui ont eu des fractures, des luxations, éprouvent une recrudescence de leurs douleurs dans les changements brusques de température.

Des rhumes, des affections catarrhales, pneumoniques, pleurétiques, rhumatismales, des inflammations diverses, etc., sont aussi le résultat de ces variations subites du chaud au froid plus remarquables et plus fréquentes en Auvergne et à Clermont surtout que dans beaucoup d'autres pays.

Elles sont plus sensibles et plus nuisibles dans les températures extrêmes du chaud et du froid, que dans les températures moyennes.

Elles déterminent alors la suppression de la transpiration d'où peut survenir sa répercussion qui se fixe sur des organes intérieurs en augmentant la sécrétion des membranes muqueuses, et par suite l'excrétion de ces produits morbides par leurs différents couloirs. Cette sécrétion acquiert une âcreté particulière que rendent sensibles l'écoulement plus abondant des urines, celui du mucus nasal et aqueux des selles.

Enfin, les circonstances tirées d'une susceptibilité nerveuse individuelle plus grande, des convalescences et de la vieillesse, favorisent le développement des effets de ces transitions subites.

Quant aux effets des vicissitudes du froid au chaud, ils ne sont dangereux en Auvergne comme partout ailleurs, que lorsque l'intervalle d'un grand froid au chaud est considérable et qui conduit à l'état de gelée.

Dans ce cas, si une personne gelée par un froid violent passe tout à coup à un certain degré de chaleur déterminée ou non par des soins imprudents, alors la périphérie du corps se trouvant réchauffée avant le rétablissement des fonctions du centre, il y a expansion, stagnation, altération des fluides, perversion dans l'action des solides, d'où surviennent soit l'évanouissement, la suffocation, l'asphyxie, l'apoplexie, soit le sphacèle, la gangrène dont, d'une part, la propagation et la résorption des liquides infestés peuvent être la conséquence; et, de l'autre, les fluides altérés par le dégel avant que l'action vitale se soit rétablie, peuvent rentrer dans le torrent de la circulation avec les qualités qu'ils ont acquises et infecter la masse totale.

Quand, au contraire, le passage subit du froid au chaud est peu violent, ces effets sont moins remarquables, et ils paraissent tenir aux variations simultanées de l'humidité et de la sécheresse.

La vicissitude de l'air humide à l'air sec n'a, en général, que des effets salutaires sur notre économie, car, en raffermissant alors les extrémités vasculaires et relevant la tonicité fibrilaire, elle rend l'air plus léger pour elle, la chaleur moins accablante, et le froid moins rigoureux, bien que le poids de la colonne d'air atmosphérique soit augmenté, ainsi que le démontre l'élévation plus grande du mercure dans le tube barométrique (1).

Le passage subit de l'air sec à l'air humide, qui

---

(1) L'arithmétique de cet instrument est plus sûre que son langage (*Hauy,* Traité de physique, tome 1, p. 279.)

est très-fréquent dans nos contrées, produit sur nos corps un sentiment de gêne, de pesanteur avec relâchement et faiblesse des membres, quoique paraissant plus léger au baromètre.

Cette diminution dans la proportion de nos forces et de nos résistances synergiques est occasionnée par l'atonie que nous imprime l'humidité.

Elle conduit au développement des maladies qui résultent de cet effet, et parmi lesquelles figurent les apoplexies sanguines et séreuses qui se manifestent plus particulièrement au printemps, à cause de la progression successive du froid sec au chaud et surtout au chaud humide.

§ V. *Effets de l'état électrique de l'atmosphère.* — La connaissance étant donnée des corps qui constituent l'appareil électrique météorique, et qui sont le globe, l'air et les nuages ou les corps suspendus dans l'atmosphère, nous observerons que, placés au milieu du jeu continuel de l'électricité atmosphérique, nous ne pouvons être insensibles aux effets de ce flux et reflux d'un fluide constamment en mouvements, et que le vent du sud-ouest, en été, met souvent en démonstration, en Auvergne, par des orages violents et fréquents.

Cette impression est manifeste pour les personnes sensibles qui la ressentent longtemps avant les orages et qui les prévoient par le malaise qu'elles éprouvent, au point d'être porté à un état nerveux plus ou moins prononcé, et comment pourrait-il en être autrement, puisque notre corps, dont toutes les parties sont pénétrées de liquides qui ont pour base une sérosité essentiellement aqueuse, est placé au rang des corps conducteurs humides, et qu'il jouit de la propriété conductrice la plus parfaite après l'eau en état de vapeur, et après les métaux.

Ainsi donc, si dans un orage nous sommes placés dans la sphère d'activité de l'électricité atmosphérique qui s'étend à une certaine distance, mais hors de la portée de la décharge du fluide électrique, nous éprouvons un ébranlement général, une commotion plus ou moins forte et analogue à celle de la bouteille de Leyde.

L'électrisation peut être assez violente pour nous frapper de mort, et les exemples n'en sont pas rares, si nous nous trouvons placés dans le passage du fluide électrique au moment de la décharge foudroyante, que l'on prétend avoir lieu à l'instant même du rétablissement rapide de l'équilibre entre l'atmosphère et le globe.

D'autres fois, les effets de l'électricité simplement communiquée au corps exercent leur activité immédiatement sur la peau par des labours, des excoriations, des brûlures, en vertu de la loi à l'aide de laquelle l'électricité, de quelque nature qu'elle soit, une fois développée dans un corps, se porte constamment à sa surface, et y est retenue et accumulée par l'air environnant.

§ VI. *Des impressions de l'air relatives aux vents, aux pluies, aux rosées, aux brouillards et aux gelées.* — 1°. *Vents.* Dans l'étude que nous allons faire des vents, nous n'aurons point à nous occuper, 1°. de leurs caractères variables suivant les latitudes, 2°. des modifications qu'ils apportent dans les climats; 3°. des appareils propres à indiquer leur direction, désignés sous le nom d'*anémoscopes;* 4°. de l'évaluation, à l'aide du *baromètre* et du *thermomètre,* de la masse d'air mise en mouvement par ces courants; 5°. de leur vitesse avec la seule indication approximative suivante : un vent faible parcourt de deux à trois mètres environ par seconde; un parcours de vingt mètres produit une sorte de tempête; une rapidité de trente-cinq mètres détermine un ouragan; enfin, un vent qui franchit quarante-cinq mètres par seconde renverse les édifices et déracine les arbres; 6°. de leur force appréciée par le secours de l'instrument nommé *anémomètre.*

Quant à leurs directions variables, on leur a donné pour distinction des noms déterminés par le point de l'horizon d'où ils semblent provenir. Mais nous n'avons pas à tirer d'application de la nombreuse division de trente-deux qui leur a été attribuée. Il nous suffira de mettre en regard l'indication dénominative des quatre points cardinaux : *sud, nord, est, ouest*, et de leurs intermédiaires, *sud-est, sud-ouest, nord-est* et *nord-ouest*, pour étudier les effets dont ils sont la source évidente ou probable.

Nés de la force impulsive de l'air, les vents font partie des principaux agents de notre chapitre deuxième, auxquels il faut attribuer concurremment les changements nombreux que l'on remarque si souvent dans la constitution atmosphérique de l'Auvergne en général, et dans nos montagnes, comme à Clermont, en particulier.

La situation géographique de la Limagne et la disposition des montagnes qui l'environnent sont des conditions favorables aux mouvements variés et irréguliers de ces météores aériens, dont les effets sur l'économie animale sont subordonnés à leurs diverses combinaisons avec le chaud et le froid, la sécheresse et l'humidité.

La règle de leur influence, comme celle de leur action, se tirera donc de leur plus ou moins grande participation aux effets de l'un ou de plusieurs de ces derniers éléments ainsi combinés avec eux, et dont l'intensité variera à proportion que l'air sera animé d'un mouvement plus rapide, et que les changements qui surviendront auront lieu plus brusquement, soit dans la plaine, soit dans les montagnes où ces phénomènes ont ordinairement une extension d'impétuosité plus marquée, et où le vent qui traverse ces montagnes couvertes de neige, est d'un froid plus vif et plus piquant.

Pour compléter ces observations générales, nous aurons, d'une part, à renvoyer à l'examen itératif des considérations émises dans les paragraphes 3 et 4 ci-dessus, et de l'autre, nous ferons remarquer que les vents acquièrent des propriétés qui dépendent des surfaces qu'ils ont parcourues ; qu'ils servent par là de véhicule aux émanations délétères, à certaines épidémies qu'ils transmettent et propagent successivement à tous les lieux situés sous le vent de celui où elles s'étaient développées primitivement, et qu'elles ne s'arrêtent que quand l'obstacle d'une montagne, d'un bois ou d'une rivière, détourne le courant atmosphérique, et oblige le véhicule de la contagion à prendre une nouvelle direction.

Dans nos contrées, les vents secs et froids du nord et du nord-est règnent fréquemment en hiver après avoir passé par les pays septentrionaux ; les vents chauds du sud et du sud-est sont aussi très-fréquents, surtout ceux du sud et du sud-ouest qui nous apportent les nuages formés sur la Méditerranée, et qui soufflent avec violence en été et en automne en amenant souvent des orages ; le vent d'est règne rarement ; le vent froid du nord-ouest s'observe à la fin de l'hiver et au commencement du printemps ; le vent violent de l'ouest est le vent dominant et le plus pluvieux, par suite des vapeurs aqueuses dont il s'est chargé sur l'Océan.

2°. *Pluie*. Considérée au point de vue de la physique, la pluie se compose de molécules aqueuses qui se réunissent sous forme de gouttes liquides, et se précipitent de la couche atmosphérique inférieure sur le sol par l'effet de leur propre poids.

Sa formation est due à la faculté attractive qu'exercent l'air et l'eau l'un sur l'autre, et c'est en vertu de cette réciprocité d'attraction que l'eau dissout de l'air, et l'air dissout de l'eau, mais en plus grande proportion, surtout quand sa température est plus élevée et qu'il est plus comprimé, d'où il suit que la quantité d'eau que contient l'atmosphère est proportionnelle à la température de l'air et à sa pression, c'est-à-dire aux deux causes de concours propres à produire la dissolution de l'eau par l'air.

Cette faculté dissolvante de l'air est mise en pleine évidence par l'augmentation d'intensité de ces deux causes réunies ou séparées, ainsi que le constate la parfaite dissolution de l'eau que contient l'atmosphère en grande quantité dans les chaleurs ardentes de l'été, sans que cette quantité en altère la transparence.

Mais si la température et la pression viennent à diminuer ensemble ou séparément, l'air abandonne nécessairement une partie de l'eau qu'il tenait en dissolution ; alors, les molécules ainsi abandonnées par l'air, perdent leur état élastique, recouvrent la forme liquide, et obéissant aux lois de l'attraction, se réunissent, se condensent et se précipitent sur la surface de la terre, en vertu de leur pesanteur spécifique.

En dernière analyse, la pluie n'est donc autre chose que des molécules aqueuses que l'air abandonne après les avoir dissoutes.

Cette tendance et cet enchaînement météorologiques nous mettent sur la voie de la plus grande fréquence des pluies en Auvergne, dans le printemps et en automne.

Elles sont plus rares en hiver à moins que sa température ne soit par trop chaude, et celles de l'été sont ordinairement des pluies d'orage, souvent mêlées de grêle.

Les montagnes, en vertu de leur force attractive propre, attirent les nuages qui, une fois formés, se condensent dans ces régions froides et fondent ensuite sur la plaine par l'impulsion que leur impriment les courants aériens.

Arrivés là, dissous en partie par les chocs multipliés éprouvés pendant leur trajet, leur dissolution s'y augmente ou s'y complète par l'influence du degré plus élevé de la température de l'air, d'où résultent des averses torrentielles, ainsi que les conséquences des phénomènes électriques très-multipliés dans cette saison, et que caractérisent des tonnerres épouvantables, des grêles dévastatrices plus ou moins semblables à celle qui est tombée à Clermont, en 1835, avec un fracas effrayant.

Tout cet appareil de liquidité des nuages et d'électricité peut s'exercer et s'exerce souvent en effet sur les sommités attractives des montagnes, sans pour cela porter dans la Limagne les dégâts qui l'accompagnent assez ordinairement.

Enfin, il est de remarque pratique que l'exposition à une pluie froide ou continue peut devenir le germe d'incubation d'un certain nombre de maladies, dont le catalogue à formuler serait ici une redondance sans objet réel.

3°. *Rosée.* L'on entend par rosée les portions de vapeurs déposées le soir ou pendant la nuit par l'air atmosphérique saturé d'humidité sur les corps refroidis ou dont la température est descendue au-dessous de celle de ce fluide.

C'est ce que l'on observe, lorsqu'en hiver l'air, après de grands froids, se réchauffe ; on voit les murs des maisons ruisseler l'eau, parce qu'alors ces murs ont pris une température très-basse pendant les gelées, et l'humidité que l'air a dissoute en s'élevant de température, est venue s'y déposer comme étant restés plus froids que lui.

La formation de la rosée a précisément la même origine que celle que nous venons de trouver à l'eau qui se dépose sur les murs refroidis de nos maisons au moment où la température extérieure est plus haute, ce qui fait dire que l'on a froid alors dans les appartements.

Il en est ainsi de l'haleine des animaux qui, plus chaude dans l'hiver que l'air où elle se répand, devient visible sous la forme d'une vapeur produite par l'eau qu'elle abandonne en se refroidissant.

La même théorie s'applique à la bouteille que l'on sort de la cave en été entièrement couverte d'une couche d'eau.

De l'exposé de ces différents faits, nous arriverons à observer qu'il n'y a de rosée que par un ciel serein, ou du moins il y en a très-peu par un temps nuageux, et que la rosée blanche est due aux mêmes causes que la rosée, car, ce n'est, en effet, que de la rosée, mais qui se forme sous une température plus basse.

Quant aux effets de l'une et de l'autre sur l'économie animale, ils ne sont sensibles ou appréciables que pour les rhumatisants, les personnes débiles, les convalescents qui auraient l'imprudence de ne pas se soustraire à leur influence inhérente, à l'humidité et au froid.

4°. *Brouillards.* Lorsque les vapeurs répandues dans l'air se séparent de ce fluide par l'effet du refroidissement ou de quelque autre cause inconnue, elles se rapprochent en perdant une partie de leur état d'expansion élastique et tendent à leur retour, à celui de liquidité ou de capacité de saturation aqueuse de l'atmosphère dont elles troublent la transparence; c'est alors qu'elles restent suspendues sous la forme de *brouillards* dans la couche d'air la plus voisine de la surface de la terre où elles sont rendues visibles par l'abaissement de la température, et, par conséquent, par la diminution de la capacité de saturation de l'espace atmosphérique qu'elles remplissent.

Quand ces vapeurs, ainsi rendues visibles, occupent une région plus ou moins élevée de l'atmosphère, on leur donne le nom de *nuages*.

L'on observe quelquefois des brouillards pendant l'été dans nos vallées où l'air réchauffé par les rayons directs du soleil, opère dans le jour la dissolution d'une grande quantité d'eau qui, le soir, devient visible et trouble la transparence de l'air par la diminution de sa température.

Les brouillards existent aussi parfois dans nos contrées à la suite des nuits et des matinées froides du printemps; mais c'est particulièrement en automne et en hiver, lors du dégel, qu'ils nous apparaissent dans toute leur épaisseur, dans leur plus grande expansion terrestre et avec le plus grand obscurcissement de l'atmosphère, ainsi que cela a eu lieu dans la Limagne en 1845 pendant près de quinze jours.

Dans cet intervalle de temps, chose remarquable, la montagne d'où l'on voyait un océan de brouillards planer sur l'horizon de la Limagne jouissait d'un soleil brillant qui y est obscurci alternativement aussi par les brouillards dans les saisons susdites.

Suivant leur degré de condensation, les gouttes d'eau qui en résultent ne pouvant plus être soutenues par l'air, ils se précipitent sur le sol, ou en bruine ou en pluie plus ou moins abondante.

Quand, au contraire, leur force d'expansion est augmentée par une certaine élévation de température, alors ils prennent un mouvement d'ascension dans l'atmosphère ; ils se dirigent le plus souvent vers nos montagnes par l'impulsion des vents ou à l'aide de leur attraction propre qui les fait mouvoir d'une éminence à l'autre jusqu'au sommet du Puy-de-Dôme où ils se groupent successivement et d'où ils s'évaporent quand leur condensation ne les réduit pas en eau.

Les effets des brouillards se bornent, en général, à ceux du froid humide déjà rapportés, ou à une combinaison de principes volatils qui leur donnent de l'odeur, les rend irritants et détermine des picotements des yeux avec ou sans ophthalmie, des enrouements, des bronchites, etc.

5°. *Gelées*. L'eau, privée du calorique qui la tient à l'état liquide, passe à celui de congélation ou de solidité, de façon que la glace est de l'eau, moins du calorique, et qu'elle peut toujours être ramenée à l'état liquide en lui rendant la quantité de calorique nécessaire pour lui donner sa première fluidité.

Ce dernier phénomène est le produit naturel du dégel qui s'opère par la transmission de l'augmentation sensible de la température atmosphérique au moment où il a lieu.

Il est reconnu que la glace a une pesanteur spécifique moins grande que l'eau, et que c'est à la propriété qu'elle a de surnager, qu'est dû l'équilibre qui empêche nos mers et nos rivières de tarir, et sans lequel la vie n'aurait jamais pris possession de ce globe.

En effet, si la glace eût été plus pesante que l'eau, les masses qui la composent seraient restées immobiles au fond des mers, à la surface desquelles elles n'auraient pu voguer, à la faveur de leur légèreté, pour venir se fondre dans celles qui sont tempérées, de manière que rien n'aurait rendu les eaux à la terre pour sa fécondité, aux animaux et aux végétaux pour leur existence.

Ce phénomène marqué au coin de la prévoyance divine et que nous avons tous les jours sous les yeux sans qu'il fixe notre attention, est cependant très-remarquable et bien propre à être mentionné.

Les effets des gelées et du dégel sur notre organisation étant le produit des limites les plus avancées ou d'une action plus intense des *circumfusa* relatées aux articles du froid et du froid humide ci-dessus, nous aurons seulement à entrer dans quelques considérations nouvelles.

En Auvergne, ainsi qu'ailleurs, la sensation de la gelée, par un temps clair et sec, fait éprouver un sentiment de bien-être et de vigueur aussi agréable que salutaire aux personnes robustes et bien portantes quand elle n'est pas portée à un degré très-élevé.

Ces conditions favorables cessent pour elles lorsque la gelée, plus ou moins forte, est accompagnée d'humidité, de brouillards, ou lors d'un dégel avec alternatives de gelée.

Dans l'un et l'autre cas, les individus faibles, épuisés ou convalescents en éprouvent le plus souvent des conséquences maladives fâcheuses, qu'il serait fastidieux d'articuler itérativement d'après l'exposition qui en a été faite au paragraphe IV de ce chapitre.

Bien qu'il y ait une limite tranchée des degrés de la gelée et de ses effets dans nos montagnes comparés à ceux de notre Limagne, ils sont singulièrement modifiés par l'idiosynérasie et les habitudes des différentes classes populeuses de ces hautes contrées.

Nous ne terminerons pas cet article sans chercher, dans l'état actuel de la civilisation, à blâmer sévèrement les auteurs qui ont avancé sans témoignages authentiques, que les enfants des sauvages du nord sont roulés dans la neige aussitôt après leur naissance.

C'est à cette pratique austère qu'ils ont attribué la

supériorité de force, qui distingue le vigoureux sauvage du faible habitant des pays civilisés.

Empreinte d'une grande teinte d'exagération, cette assertion invraisemblable a eu du retentissement sous la plume éloquente du philosophe de Genève qui a profité de son talent inimitable mis en lumière dans son *Emile*, pour subjuguer la crédulité des mères et les porter même, de nos jours, à plonger leurs jeunes enfants dans de l'eau glacée ; il en est résulté que ceux de ces enfants qui n'ont pas succombé à cette cruelle épreuve, ont éprouvé un endurcissement du tissu cellulaire, ou bien ils sont devenus scrofuleux ou rachitiques, et plusieurs en ont été quittes pour conserver toute leur vie une constitution faible et délicate.

Ce n'est même pas toujours impunément que les bains ou lotions à la glace peuvent être applicables aux personnes adultes.

Si, en effet, on prétend que les individus qui, au sortir d'une étuve très-chaude pour se plonger ensuite dans la neige, sont généralement vigoureux et les seuls qui puissent résister à cette épreuve funeste, cela implique bien que celles qui sont faibles peuvent plus ou moins promptement avoir à souffrir de cette transition subite du chaud au froid.

TROISIÈME PARTIE.

CHAPITRE III.

MALADIES RÉGNANTES DANS LA PROVINCE D'AUVERGNE.

Suivant les divers états catastiques de l'atmosphère relatés dans le chapitre précédent, les dispositions individuelles innées ou acquises, les écarts dans la nourriture et les boissons, l'exercice trop prononcé du corps et de l'esprit, la mise en jeu des affections de l'âme, surgissent des modifications, des perturbations aussi nombreuses que variées dans l'exercice de nos fonctions avec anarchie des lois physiologiques, désaccord entre les mouvements synergiques divers de l'organisme ou phénomènes qui constituent l'état maladif exprimé par des diathèses diverses.

Ces perversions, ces actions vitales morbides ou anormales, sont subordonnées aux circonstances tirées de l'âge, du tempérament, des saisons, du climat, des professions, du degré de sensibilité individuelle, de telle manière que moins il y a de rapports entre la maladie et ces différentes circonstances ou conditions sous l'empire desquelles elle se développe, plus elle est intense et grave.

Ainsi, les phlegmasies qui se manifestent au printemps dans les pays tempérés, ou circonstances favorables à leur développement, sont, en général, plus légères et plus faciles à guérir que celles qui ont lieu en hiver et dans les pays très-froids ou très-chauds, et ainsi de suite.

En suivant l'ordre des causes morbifiques que nous venons de signaler pour en faire l'application aux maladies des habitants de l'Auvergne, qui y sont exposés comme tous autres, nous aurions pu établir plusieurs cadres nosologiques qui auraient servi de type aux démonstrations que nous avons à mettre en lumière; mais ce mode de descriptions nous aurait conduit à des redites inutiles et fastidieuses.

Nous observerons tout d'abord, qu'en avouant son impuissance pour reconnaître l'essence ou la nature intime des maladies qui est recouverte d'un voile impénétrable, parce qu'elle est comme la vie elle-même, d'après une remarque judicieuse du docteur *Cayol*, « une loi *suprême* du Créateur : nos appa-» reils d'organes servant seulement d'instruments » pour l'accomplissement de cette loi applicable à » l'une et à l'autre » (*Revue médicale*, mai 1847, p. 6); parce qu'en un mot, comme la vie elle-même, elle est sortie des profondeurs divines, comme une pensée sort de l'esprit de l'homme. La médecine est devenue une science d'observation à l'aide de laquelle elle apprécie leurs phénomènes sensibles et apparents, qu'elle analyse avec soin, afin de déterminer exactement leur enchaînement, leur coordination, leur dépendance réciproque, leurs caractères distinctifs.

Au surplus, l'enchaînement dans lequel se trouvent liées les causes morbifiques déjà relatées par rapport aux maladies des divers habitants des montagnes et de la Limagne d'Auvergne, nous portera à les grouper dans un même cadre et par ordre d'annotations numériques.

Ainsi donc, en jetant un coup d'œil investigateur sur la question étiologique des maladies de nos populations montagnardes et de celles de la Limagne, l'on reconnaîtra, 1°. que de l'influence du climat ou d'un plus grand degré de température froide surgissent des phlegmasies pulmonaires catarrhales ou parenchymateuses, des pleurésies, des affections rhumatismales fibreuses ou articulaires, très-nombreuses en Auvergne, des angines tonsilaires, bronchiques, laryngées, des fièvres inflammatoires avec ou sans état phlegmasique du canal digestif, etc., et que voient naître plus particulièrement les lieux secs et élevés des montagnes et des coteaux contigus de la plaine, qui, les uns et les autres, par leur position, sont plus sujets aux variations atmosphériques; tandis que dans les vallons ou gorges humides de ces diverses contrées règnent les maladies ganglionnaires du système lymphatique, la tendance aux maladies chroniques, aux édématies du tissu cellulaire, etc.;

2°. Que des attributs de l'enfance ressortent les prédispositions aux gourmes, aux exanthèmes; que les hémorragies, les pleurésies, les péripneumonies, les érysipèles, etc., sont le partage de la jeunesse; que les maladies du foie et de l'abdomen sont dévolues à l'âge adulte; les apoplexies, les affections de l'appareil urinaire, etc., à la vieillesse;

3°. Que le tempérament sanguin expose principalement aux hémorragies, aux phlegmasies, aux affections aiguës, rhumatismales et autres; le tempérament bilieux aux maladies hépatiques et gastriques; le tempérament lymphatique aux catarrhes, aux hydropisies et aux scrofules; le tempérament nerveux aux spasmes, aux convulsions, aux vésanies et aux névroses ou phénomènes morbides, qui accusent une atteinte plus ou moins profonde de l'innervation, et qui sont plus applicables aux classes sociales élevées de nos villes, et en particulier aux personnes du sexe qui les habitent;

4°. Que dans nos contrées, comme ailleurs, les fièvres inflammatoires règnent au printemps, les maladies bilieuses en été, les catarrhes en hiver; que les affections bilieuses et nerveuses réunies sont plus spécialement départies aux habitants des villes de la Limagne, où la chaleur est plus prononcée que dans les montagnes, qui, par le plus grand froid qui y règne, présentent des causes prédisposantes aux phlegmasies pulmonaires, aux rhumatismes fibreux et articulaires ; qu'enfin les hydropisies sont le propre des localités basses, humides et froides, notamment dans les saisons de l'automne et de l'hiver ;

5°. Que dans nos villes d'Auvergne, et en vertu de leurs professions, les peintres et les doreurs sont souvent atteints de la colique saturnine ; les maçons, les plâtriers, les boulangers, les meuniers, d'asthme, de phthisie; les cordonniers, les tailleurs, les tisserands, d'hépatite, d'obstructions abdominales, de dartres, d'hydropisies, par suite de leur vie sédentaire ; les blanchisseurs, de varices ; les portefaix, de hernies ; les poètes, les savants, les gens de lettres, d'affections nerveuses et hypocondriaques.

L'on voit aussi assez généralement en Auvergne, comme ailleurs, la goutte se déclarer chez les gastronomes adonnés à la bonne chère, qui comporte avec elle des mets de haut goût et des viandes noires excitantes ; les dartres et autres maladies de la peau, chez les ichtyophages ou grands mangeurs de poissons ; les vers chez les galactophages ou ceux qui vivent habituellement de laitage ;

6°. Qu'enfin, dans nos villes d'Auvergne et dans les principales en particulier, il n'est pas rare de voir régner des névroses, des névralgies, des affections hypocondriaques, hystériques, et autres maladies nerveuses, parmi les personnes des deux sexes d'un rang plus ou moins élevé, et chez lesquelles, en outre, les impressions vives de l'âme, l'exaltation de la sensibilité, les passions, tendent non-seulement à développer des affections nerveuses, mais encore à entretenir ou à prolonger celles de toute autre nature dont elles peuvent être atteintes.

Arrivés que nous sommes à élucider la grande question des endémies et des épidémies par rapport à l'Auvergne, si parfaitement résolue par *Hippocrate*, dans son *Traité des airs, des eaux et des lieux*, nous verrons qu'en général, chaque nature de climat, de territoire, de position topographique, d'habitude, d'alimentation, etc., modifie en son sens ses habitants et les prédispose à un ou plusieurs genres de maladies avec un type endémique plus ou moins tranché.

Celui-ci nous porte à dire d'une part que les charbons gangreneux sont bien plus communs dans notre Limagne que dans nos montagnes; et de l'autre, qu'une pleurésie aura une bien autre intensité dans ces lieux élevés que dans la plaine ou dans de creux vallons.

A l'exemple du père de la médecine, qui oppose le doux et timide asiatique au robuste et courageux européen, nous montrerons par opposition le mou, lent et gras habitant de nos fertiles vallées de la plaine, comparé au sec et nerveux montagnard, en observant, 1°. que dans les lieux profonds, humides et marécageux de la Limagne, malgré son élévation absolue, qui est de 300 mètres environ au-dessus du niveau de la mer, et où stagnent l'air et les eaux, et où soufflent parfois les vents lourds et chauds du sud et du sud-ouest, il s'élève lors du desséchement des eaux à l'époque des grandes chaleurs, des exhalaisons malfaisantes ou miasmes paludéens qui produisent endémiquement des maladies putrides, exanthématiques, et surtout des fièvres intermittentes, quelquefois pernicieuses et à différents types, en été et en automne.

D'après les résultats des observations adressées naguère à l'académie de médecine, par M. *Pallas*, médecin principal en Algérie, sur l'action de l'électricité terrestre et atmosphérique par rapport à l'organisme, il paraîtrait démontré que les névroses, pour le plus grand nombre, et les fièvres intermittentes, sont occasionnées par l'excès de l'électricité générale, qui prend sa source dans les nuages et les contrées marécageuses.

Cette théorie est confirmée par les expériences de M. *Pouillet*, qui constatent « que les marais, par la décomposition continuelle des substances organiques végétales et animales qui s'y accumulent, et l'évaporation continuelle aussi qui s'opère à leur surface, développent d'autant plus d'électricité, que les conditions de température et d'humidité sont plus favorables à la décomposition et à l'évaporation.

» Cette électricité, se répandant de là partout à la surface du sol, agirait sur les habitants, comme l'électricité, développée par une machine, agit sur le système nerveux d'un individu quelconque; et M. *Pallas* a observé qu'en effet, les maladies qui se développent au voisinage des marais sont, pour la plupart, primitivement nerveuses, et ne deviennent inflammatoires que par la réaction du système nerveux sur le cœur et l'appareil vasculaire sanguin.

» Il regarde donc comme très-rationnel de chercher un moyen de rendre moins continuelle cette influence de l'électricité sur l'homme et surtout sur les malades. Or, pour moyen il propose l'isolement électrique, en mettant à tous les meubles sur lesquels on séjourne habituellement, comme les lits, les canapés, les fauteuils, etc., des pieds en verre ou en résine qui les isolent.

» Un grand nombre d'observations lui ont démontré, dit-il, que les malades, ainsi isolés, ont été guéris ou soulagés de maladies cruelles, dont plusieurs avaient résisté à tous les moyens connus. » (*Revue médicale*, juin 1847, p. 271 et 272.)

Il faudrait conclure de ces nouvelles recherches qu'au lieu d'être dues à l'action des miasmes paludéens impondérables et invisibles qui n'ont point été trouvés dans l'air, ni dans l'eau des marais, les fièvres intermittentes seraient occasionnées par les émanations électriques (également invisibles et impondérables) de la pile marécageuse, si toutefois elles ne le sont pas par ces deux causes réunies.

Ces fièvres donnent souvent lieu soit à un engorgement consécutif et hypertrophique de la rate, d'où est résultée l'épithète de fièvres ratateuses, soit à des engorgements chroniques, des viscères abdominaux.

7°. Que dans ces contrées basses, les corps abattus et lourds éprouvent des vertiges, des surdités, des ophthalmies humides, des dyspnées, des toux, des fluxions catarrhales, des apoplexies.

Au contraire, sous les expositions des contrées élevées de nos montagnes règnent endémiquement des ophthalmies sèches, des hémorragies, des phlegmasies rhumatismales fréquentes, des péripneumonies, des phthisies inflammatoires.

Il résulte de ces diverses constitutions locales des dispositions endémiques qui font que dans les lieux bas et humides des vallées et de la plaine où l'air est pesant et nébuleux, les corps sont dans un état de *laxum* habituel, que le ventre est mou, disposé au relâchement diarrhéique, dyssentérique, surtout dans les grandes chaleurs de la canicule, que les maladies aiguës prennent souvent un caractère chronique par suite de l'imperfection des crises.

Les lieux hauts, arides, secs, froids et aérés des montagnes mettent, au contraire, les corps dans un état de *strictum* ou de tension qui les rend actifs, robustes, qui resserre le ventre en diminuant le mouvement péristaltique des intestins, et favorise par là la prédisposition aux vomissements, qui augmente les sécrétions intérieures, qui dispose aux hypertrophies du cœur, qui rend le pouls plus rapide, la respiration plus fréquente, qui détermine parfois des hémorragies nasales, des crachements de sang quand on se trouve sur les sommets de nos hautes montagnes, soit à cause de la pression moindre de la colonne d'air sur le corps, évaluée à 33,600 livres, soit qu'alors la réaction des liquides sur les solides devienne plus forte.

1°. Ces *maladies endémiques* ou particulières à chaque climat, à chaque pays, à chaque peuple, à chaque profession qui les voit régner d'une manière continue ou périodique, peuvent atteindre une plus ou moins grande quantité de nos populations et se manifester par des fièvres intermittentes (1), la coqueluche, la variole, la rougeole, la scarlatine, des érysipèles, ou n'affecter qu'un petit nombre d'individus par des scrofules, le scorbut, le goître qui, bien que sa cause originaire soit

---

(1) A propos des fièvres intermittentes, nous citerons encore ici deux passages remarquables de la Monographie savante du docteur *Hugon*, du Crest.

« Continue ou périodique, dit-il, une fièvre quelconque se rapporte toujours à une augmentation ou à une diminution de l'innervation et de la tonicité organique; toutes offrent le principe de deux natures entrant dans leur composition.

» Toutes les relations avec l'organisation des viscères de la part des nerfs ganglionnaires qui en marquent la route et la marche dans un état de plénitude de santé, et ont une influence immense dans les égarements de leur vitalité, doivent leur faire remplir un rôle important dans la production des fièvres. » (*Théories des fièvres primitives*, p. 98 et 102.)

encore controversée et obscure, est fréquent parmi nos populations de la plaine, qui habitent des gorges ou même des hauteurs inclinées, et correspondantes à ces bas-fonds plus ou moins humides et froids.

Cette altération organique de la glande tyroïde que déterminent parfois des accouchements laborieux, est, au contraire, très-rare parmi les populations de nos hautes montagnes.

S'il faut en croire certaines traditions, et surtout celle accréditée parmi les habitants de Cournon, où, comme à Royat, à Vertaizon, à Beauregard-l'Evêque, le goître est fort commun, sa propagation aurait lieu par voie de transmission, à l'aide de l'usage où ils sont de boire simultanément dans le même vase ou dans la même tasse.

Ces corollaires nous conduisent naturellement à des investigations contradictoires sur l'influence de la composition chimique des eaux par rapport à la production du goître.

Pour arriver à la solution de cette cause originelle, les uns ont invoqué l'action anémique et continue de l'humidité plus ou moins froide des vallées basses et profondes, où les bienfaits de la ventilation, de l'influence des rayons du soleil et de ceux de la lumière, sont à peu près nuls.

D'autres ont pensé que c'était dans certains principes chimiques des eaux ou dans le froid des eaux glaciales qui découlent des hautes montagnes, que résidait la cause prochaine du goître et du crétinisme qui sont l'apanage des habitants des gorges situées au bas des Alpes, et particulièrement de ceux de la vallée d'Aoste, au-dessous du grand Saint-Bernard, où nous avons vu nous-même des goîtres de dimensions énormes et d'un type nullement comparable à ceux de nos contrées.

A ce double point de vue, la question étant restée controversée, semblerait devoir être résolue par la proposition émise par le docteur *Grange*, de Grenoble (*Revue médicale* du mois de décembre 1848), si nous n'avions pas une objection contraire à lui opposer.

Ce médecin a remarqué « que les eaux des vallées dauphinoises comme celles des vallées où le crétinisme et le goître sont endémiques, présentaient une quantité notable de magnésie (10 à 15 pour 100 de la totalité des sels), et une moins grande quantité de chaux qu'ailleurs. L'analyse des eaux de plusieurs autres contrées des Hautes-Alpes, de la Suisse, du Piémont, des Vosges, des Pyrénées où l'on observe ces maladies, lui a montré dans ces eaux les mêmes particularités.

» En admettant, avec la plupart des pathologistes, que c'est dans les eaux que réside la cause prochaine du goître et du crétinisme, il a donc été porté à penser que cet excès de magnésie d'une part, et, d'une autre part, cette trop faible quantité de chaux étaient peut-être la cause cherchée ! Aussi, pense-t-il que le moyen préservatif par excellence, contre ces maladies, serait de débarrasser les eaux de leur magnésie en les faisant passer dans de grands réservoirs remplis de carbonate de chaux et d'un lit mince de chaux. »

Cette théorie, de même que la précaution à prendre qui en découle, ne saurait toutefois être applicable à la composition chimique des eaux de *Cournon* et de *Vertaizon* où il existe beaucoup de goîtres.

En effet, ces eaux sourdent des carrières voisines et anciennes d'où l'on tire la pierre à chaux pour la confection des bâtiments, et elles renferment par excès du carbonate et du sulfate de chaux, ce qui les empêche de dissoudre le savon et de cuire les légumes farineux secs.

Cette combinaison chimique des eaux se retrouve à *Beauregard-l'Évêque*, au *Pont-du-Château* et autres lieux de la Limagne d'Auvergne où les goîtres existent en plus ou moins grand nombre.

Si notre objection ne détruit pas entièrement la proposition du docteur *Grange*, elle tend au moins à l'affaiblir et à maintenir les opinions dans la controverse sur cette partie de la pathologie médicale.

Quelle que soit la solution de la question sur la cause de la formation du goître, nous ne pouvons nous défendre de mettre en relief une sorte de conjecture relative à un mode particulier et exclusif propre à produire l'engorgement de la glande tyroïde, et qui a fait l'objet de nos remarques.

A en juger par les habitudes qu'ont les femmes de Cournon, de Vertaizon, de Beauregard, et même du Pont-du-Château, de porter sur la tête, presque toute l'année, de très-lourds fardeaux pour les usages domestiques et les besoins des champs, en gravissant les côtes montueuses qui conduisent à ces différentes communes, ne pourrait-on pas trouver dans ces manœuvres la raison de la plus grande fréquence des goîtres chez les femmes que chez les hommes. Que l'on observe en ces lieux s'il y a là quelque vraisemblance de cause productrice, exceptionnelle et prédisposante, l'on en trouverait naturellement l'explication soit dans les efforts contractiles des muscles du cou pour supporter et résister à la pesanteur plus ou moins grande et compressive de ces fardeaux, soit dans la gêne très-forte de la respiration qu'occasionnent les mouvements d'ascension et que vient accroître alors la perte d'une grande partie du centre de gravité.

Souvent en jeu, de telles manœuvres ne semblent-elles pas propres à porter avec elles les conditions d'un état congestif et de stagnation dans les vaisseaux capillaires, sanguins et lymphatiques de la glande tyroïde et du tissu cellulaire environnant, et à produire consécutivement une altération organique ou une hypertrophie de cette glande, ainsi que cela a lieu par une sorte de refoulement que déterminent des contractions convulsives lors du travail pénible et laborieux de l'enfantement ?

Les maladies endémiques ne sauraient être confondues avec les *maladies épidémiques*, dont les causes sont universelles et passagères, au lieu d'être locales et permanentes ; elles diffèrent aussi des *maladies sporadiques*, qui se manifestent isolément chez des individus, tandis qu'elles en affectent à la fois ou successivement un certain nombre.

Bien que rarement contagieuses, les maladies endémiques le deviennent quelquefois, et occasionnent des épidémies dans des contrées plus ou moins éloignées de leur foyer d'infection, ainsi que cela s'observe à l'égard de la peste.

Les *maladies épidémiques*, dites universelles ou populaires, communes à tous les temps, à tous les lieux, à tous les âges, sont dues à des causes générales ou paludéennes qui ont leur source dans les vicissitudes atmosphériques, si fréquentes en Auvergne, ou dans les variations barométriques, thermométriques et hygrométriques de l'air ; dans la nature et la direction des vents, dans le caractère des miasmes délétères, impondérables, qu'exhalent les matières végétales et animales en décomposition dans les fossés de nos plaines marécageuses submergées par les eaux, que les grandes chaleurs de l'été font vaporiser ainsi imprégnées de matières en putréfaction, soit que celles-ci restent à l'air, soit qu'elles filtrent dans les couches terrestres ; dans les émanations malfaisantes qui s'élèvent des hommes réunis en grand nombre, dans des lieux où l'on néglige la propreté et la ventilation ; dans les effets inappréciables de l'électricité et du magnétisme atmosphériques, ou autres causes indéterminées et occultes, ou mystérieuses ; enfin, dans ce *nescio quid divinum*, qui s'éclaire au foyer de toute sagesse, au lieu de marcher à la lueur vacillante de la raison humaine. *Errare humanum est.*

A toutes ces causes isolées ou réunies peuvent succéder parmi nous des maladies épidémiques, légères, comme le corysa, la diarrhée, d'autres très-graves, comme le typhus, la fièvre typhoïde, la dyssenterie, que nous aurons bientôt à mettre en regard. Plusieurs affectent la peau de l'enfance et de l'adolescence, telles que la variole, la rougeole, la roséole, la scarlatine ; certaines sont catarrhales, comme l'ophthalmie, l'angine, le catarrhe pulmonaire, la grippe, qui a parcouru naguère l'Europe, et a fait acte de présence parmi nous, en 1833 et 1835, sur la majeure partie de notre population. Nous avons également à signaler son apparition en décembre 1847, soit en Auvergne, soit dans une grande partie de la France, où elle a sévi avec des caractères d'une plus grande bénignité que dans les épidémies précédentes. Quelques-unes, comme la coqueluche, ont un caractère spasmodique, et d'autres un caractère gangreneux, comme le charbon, la pustule maligne, le mal de gorge gangreneux.

Il est enfin des maladies épidémiques qui ne sont pas contagieuses, comme les fièvres intermittentes, les fièvres bilieuses, etc., et il en est qui, contrairement aux théories nouvelles plus ou moins hasardées de l'anti-contagionisme, se communiquent par le contact, telles que la peste, la fièvre jaune, le choléra-morbus asiatique, et par inoculation, comme la variole, que nous voyons régner quelquefois parmi nous d'une manière endémico-épidémique.

Pour compléter ce tableau des maladies épidémiques, nous aurons à enregistrer par application celles que nous avons vues surgir en Auvergne à des époques diverses non éloignées de nous et que feront ressortir quatre exemples que nous allons mentionner.

1. C'est ainsi que sur la fin de l'Empire, l'on a vu paraître, à Lempdes (canton de Pont-du-Château), pendant les grandes chaleurs de l'été, une maladie épidémique, qui fut désignée par le médecin des épidémies de la plaine, sous le titre de fièvre pernicieuse cérébrale, avec des symptômes d'ataxie qui lui imprimaient des caractères d'une telle gravité, qu'il y eut un certain nombre de victimes pendant la période croissante du génie épidémique.

Des moyens thérapeutiques puissants combinés avec les ressources d'une hygiène publique bien entendue, triomphèrent insensiblement, au bout d'un laps de temps de plus d'un mois, de cette fâcheuse calamité maladive qui avait atteint plus du tiers de la population, laquelle dépasse 1700 habitants. L'on accusait, à juste titre, l'influence délétère des miasmes paludéens des marais contigus de Lempdes et de Pont-du-Château, qui avaient été submergés pendant l'hiver et le printemps précédents, et qui sont placés au nord-ouest et à peu de distance de Lempdes.

D'ailleurs, ce village est comme encadré circulairement, au sud-est et au sud-ouest, par des coteaux de vigne très-élevés qui le placent dans de mauvaises conditions de ventilation et de salubrité.

2. En 1815, époque où les alliés occupaient la rive droite de la rivière d'Allier par des cantonnements dans les différents endroits situés sur cette rive, la commune de Vertaizon devint le théâtre d'une épidémie, qui détermina M. Harmand, préfet de notre département, à nous inviter d'aller sur les lieux pour soigner les malades, de concert avec MM. les docteurs Argilier et Clédière.

Placée dans des conditions de misère, par la présence de troupes nombreuses, dont les besoins augmentaient les siens, la population de Vertaizon, de 2600 habitants, a subi son influence malheureuse par suite de la rareté des denrées de première nécessité et du prix élevé du pain.

A cette cause première de développement du génie épidémique vinrent se joindre, parmi les classes nombreuses du peuple, soit l'épouvante et la terreur inspirées par la présence d'étrangers audacieux et exigeants, soit l'action pernicieuse des miasmes délétères qui s'exhalaient de cette nombreuse réunion d'hommes indigènes et exotiques, dans des lieux peu spacieux et où la propreté et la ventilation étaient négligées.

Ces différentes causes, d'une grande puissance débilitante, déterminèrent l'invasion d'une fièvre ataxo-adynamique régnant d'une manière endémico-épidémique; elle était caractérisée par une prostration extrême des forces, une somnolence profonde, un état de stupeur, d'hébétude, une petitesse, une lenteur du pouls, que semblaient relever un peu des exacerbations paroxistiques nocturnes, pour faire place ensuite à un abattement plus prononcé.

A ce point de vue d'une atteinte radicale portée à l'innervation, les phénomènes morbides marchaient avec un ordre de type irrégulier pendant le premier septenaire, et leur gravité se dessinait d'une manière plus marquée pendant la durée du second par une augmentation des symptômes généraux, et de ceux du côté de l'encéphale en particulier.

C'est pendant cette seconde période et rarement au commencement de la troisième, que le génie épidémique exerçait ses ravages, et faisait des victimes, qui n'ont point dépassé le chiffre de douze, bien que le nombre des malades, parmi le peuple seulement, fut très-considérable, surtout dans le quartier d'*Héran*, situé au sud-ouest de Vertaizon, et où il y avait jusqu'à quatre et cinq malades par maison.

Cette lenteur insidieuse de la maladie en avait imposé de prime abord, au point que les secours de l'art, ultérieurement administrés, ou après les premiers prodromes, dans un rapport de causes à effets, triomphèrent de la maladie avec le concours des ressources de l'hygiène et d'un régime diététique successivement plus confortable.

Celui-ci, aidé de l'action tonique du quinquina, a rendu des services signalés dans la troisième période de la maladie, et particulièrement dans les convalescences.

A cet égard, la sollicitude de l'administration supérieure et locale, et celle des gens riches de Vertaizon, nous sont venues en aide avec d'autant plus d'avantage, que sans ces différents secours réunis, le nombre des victimes aurait été plus considérable, attendu que l'essence de cette affection pernicieuse reposait sur le défaut d'une alimentation convenable, comme aussi sur le malsain de la misère qu'était venu agraver l'encombrement des troupes étrangères, dont la présence excitait l'effroi et une grande inquiétude.

3. En sa qualité de médecin des épidémies de la montagne, M. le docteur de Montluc, dont nous avons à déplorer la perte récente, a été en position d'observer l'épidémie dyssentérique qui a régné, en 1822, dans la commune de Gelles et autres, canton de Rochefort, en été et une partie de l'automne, sous l'influence d'une température atmosphérique très-élevée. Des phénomènes adynamiques prédominants ont marqué l'invasion de cette affection, dans laquelle ont été mis en scène des coliques, des ténesmes, des frissons répétés, des selles sanguinolentes en nombre considérable, un froid glacial des extrémités inférieures, une

soif vive, la sécheresse de la peau, la petitesse du pouls, l'altération des traits, la fétidité des selles, la cessation subite des douleurs.

La réunion de ces quatre derniers symptômes en indiquait la gravité, qui a été portée jusqu'à la mort pour plusieurs cas parmi le grand nombre de malades atteints.

Ceux-ci auraient succombé dans une plus grande proportion sans les secours rationnels et intelligents de l'art, qui ont été mis en pratique pendant tout le cours de la maladie épidémique, à la suite de laquelle les malades sans animation aucune, présentaient une maigreur particulière et entraient difficilement dans des convalescences longues qui avaient assez souvent pour résultat des œdématies des extrémités inférieures qu'il était important de combattre pour éviter les conséquences d'hydropisies consécutives.

4. Il nous reste maintenant à signaler l'affection typhoïde épidémique qui a régné, en avril et mai 1843, dans le village de Chas, canton de Vertaizon, et pour laquelle nous avons été appelé en consultation le 25 avril, auprès des docteurs *Vigeral* et *Lavaysse*, qui donnaient des soins aux malades avec un zèle très-louable.

Les causes, la symptomatologie, la marche et la durée, le diagnostic, le prognostic, la terminaison et le traitement de cette maladie typhoïde endémico-épidémique ayant fait l'objet d'un mémoire inséré dans les Annales scientifiques et littéraires de l'Auvergne, numéro des mois de janvier et février 1844, nous aurons seulement à en retracer les principaux aperçus.

Mise en jeu par un principe délétère, cette maladie endémique tirait sa source d'un foyer d'infection miasmatique paludéenne, ou d'une autre cause insaisissable enveloppée d'un voile mystérieux et impénétrable.

Par son invasion prompte et foudroyante, elle annonçait une atteinte profonde portée à l'innervation que signalaient des crampes nerveuses des extrémités inférieures au début, puis des céphalgies violentes, intolérables, un froid général, des tremblements des membres, du tronc, des contractions musculaires de la partie postérieure du cou avec renversement de la tête en arrière, une rachialgie continue, du coma, de la stupeur, ou parfois un délire furieux, une dilatation et une immobilité remarquables des pupiles, avec cette particularité que le globe de l'œil était renversé en arrière, la petitesse ou le retrait, la lenteur, l'irrégularité du pouls, des exacerbations nocturnes, avec paroxysmes tumultueux et collapsus consécutifs.

Tous ces phénomènes, en indiquant que la forme *typhoïde* ou *nerveuse* était ici le vrai caractère de prédominance, portaient à reconnaître que cette fâcheuse maladie avait pour principe une *diathèse* morbide de la plus grande gravité, et que celle-ci, qui a été signalée par dix cas mortels, était sous l'influence directe de la première période ou du plus grand développement de l'épidémie.

Cette vérité de diagnostic a été démontrée par l'action salutaire de la médication héroïque ou de l'opium à haute dose (3 décigrammes d'extrait gommeux d'opium dans 180 grammes d'une décoction sucrée de racines de valériane, à prendre par cuillerées rapprochées dans les vingt-quatre heures, et moitié dose pour les enfants), qui a modifié le dérangement, la perversion du système nerveux, relevé sa vivification éteinte.

De ce rétablissement de l'activité normale de l'innervation est résultée la cessation des mécomptes de la mortalité que semblait accroître la méthode antiphlogistique employée, de prime abord, au point de vue du diagnostic topographique ou anatomique, par suite des accidents cérébraux les plus menaçants.

En terminant les trois premiers chapitres de notre Monographie, nous ferons observer que, bien que nous ayons formulé sept titres ou chapitres principaux, servant de cadre à l'exposé des généralités que nous nous étions proposé de mettre en lumière sur la topographie médicale de l'Auvergne, nous avons vu se dérouler devant nous des difficultés grandes dans notre isolement et loin des ressources des bibliothèques pour résoudre les quatre autres questions qui s'y rattachent, ou celles relatives aux animaux, au sol, aux plantes et aux eaux de notre département.

Il est vrai que de nouveaux efforts, si le temps nous le permettait, pourraient ranimer notre courage pour crayonner encore une fois quelques traits généraux de cet immense tableau, et mettre sous les yeux de notre pays l'expression d'un travail aussi étendu, aussi plein de renseignements à demander et aussi difficiles à obtenir. Quoi qu'il en soit, nous faisons des vœux pour que l'entreprise dont nous avons indiqué le but, sans l'atteindre entièrement, soit achevée par une plume plus exercée que la nôtre.

Enfin, de tous nos précédents, relatifs seulement à l'étude de l'homme, des conditions atmosphériqnes et des maladies régnantes dans notre département, considéré sous le rapport de sa topographie médicale, nous conclurons que si l'Académie a des applaudissements pour les paroles éloquentes ou scientifiques réservées aux grandes réputations, elle accueillera, nous osons l'espérer, avec bienveillance et faveur, une voix plus humble, qui vient mettre à son service le fruit de son zèle et de ses labeurs pour, en dédommagement et comme un témoignage d'une honorable distinction, être déposé dans ses Annales scientifiques et littéraires (1).

(1) Empreinte du glorieux suffrage de l'Académie par son insertion analytique dans les Annales de 1848, notre œuvre acquiert un éclat de splendeur qui la rehausse et supplée honorablement à son imperfection.

FIN.

TABLE ANALYTIQUE
DES MATIÈRES.

DEUXIÈME PARTIE.

TROISIÈME PARTIE.

FIN DE LA TABLE.

Clermont, impr. de Thibaud-Landriot frères.

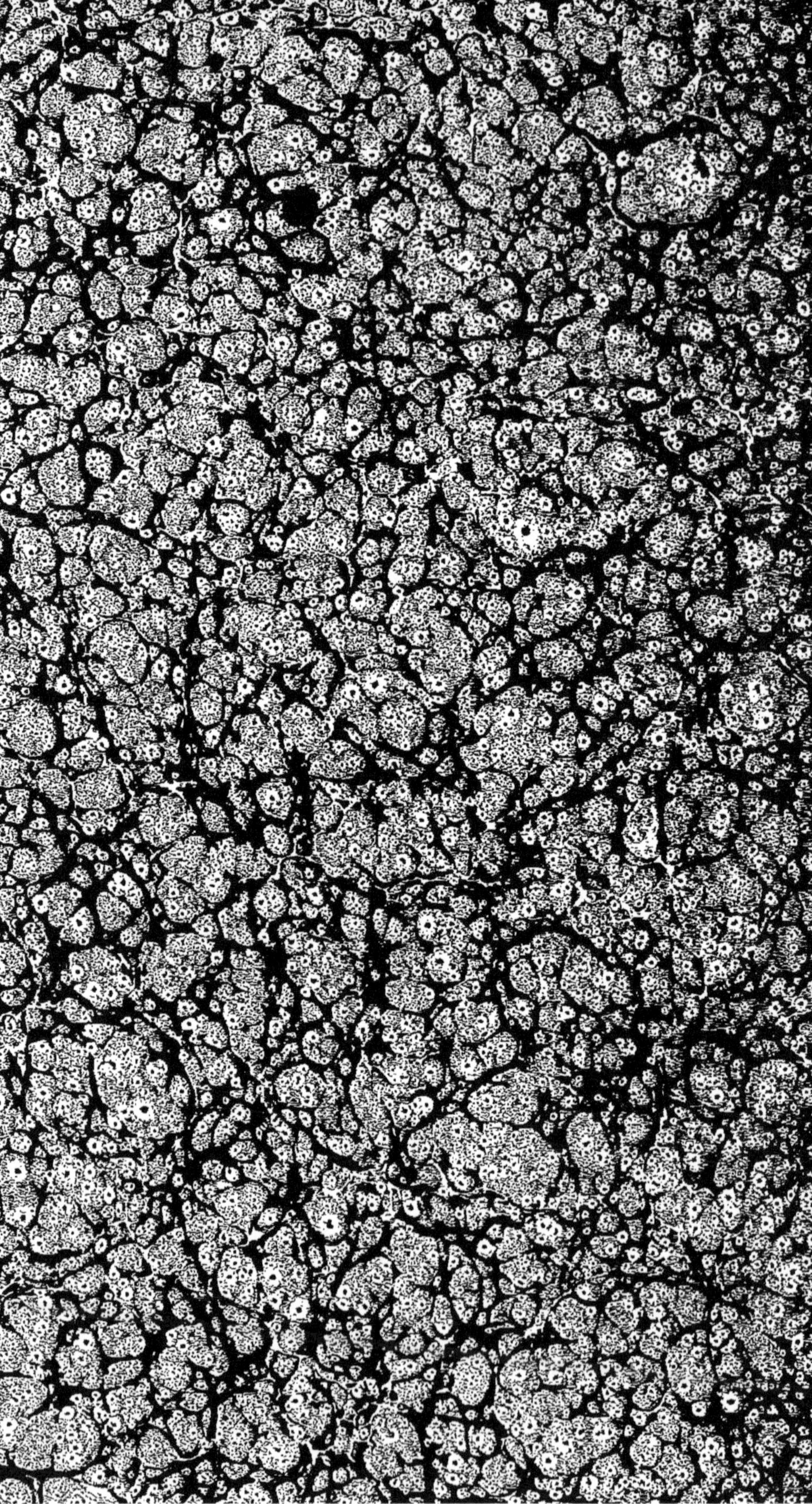

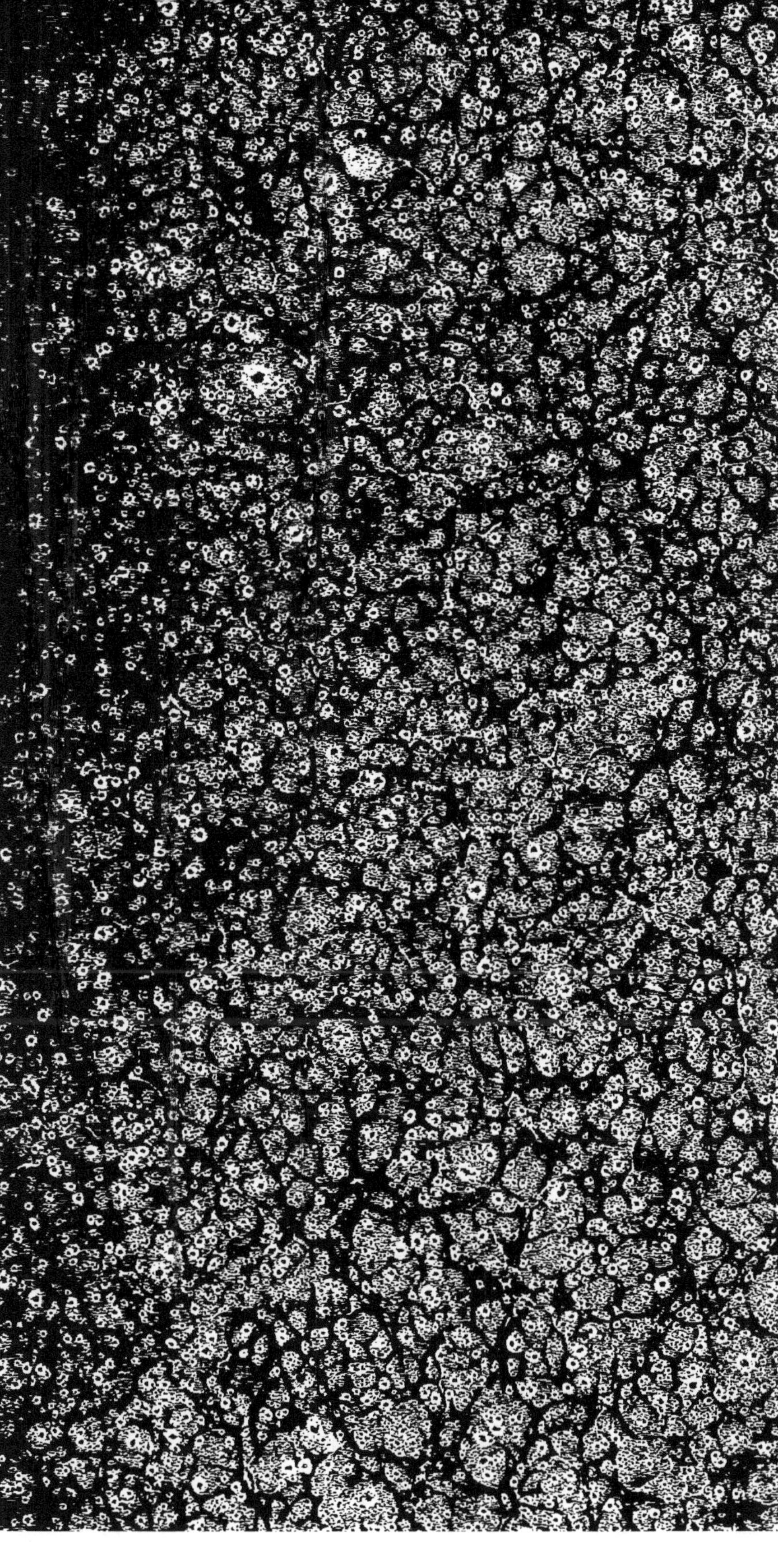

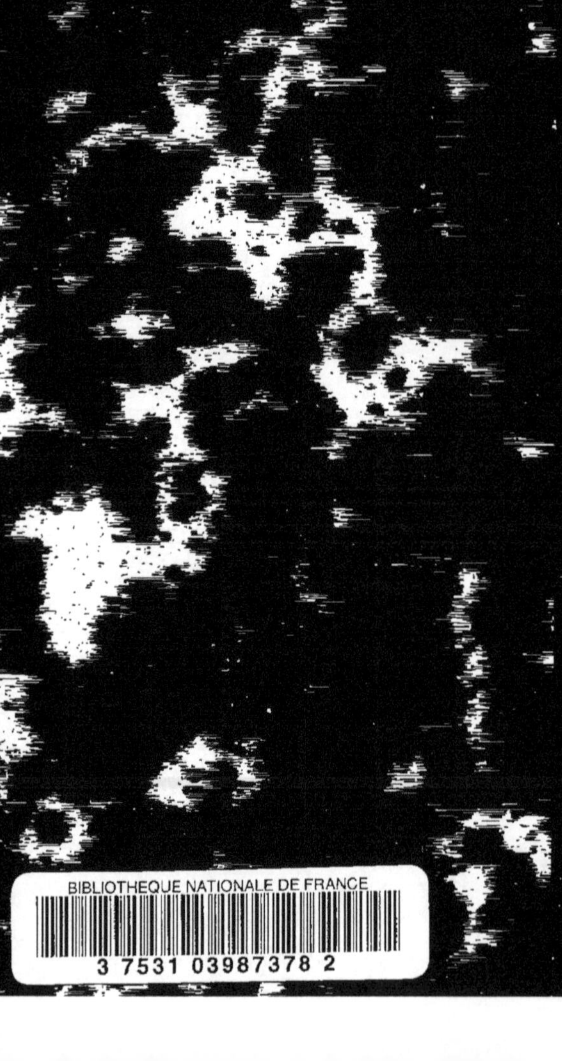

www.ingramcontent.com/pod-product-compliance
Ingram Content Group UK Ltd.
Pitfield, Milton Keynes, MK11 3LW, UK
UKHW022059190726
13855UKWH00002B/552

9 782012 965799